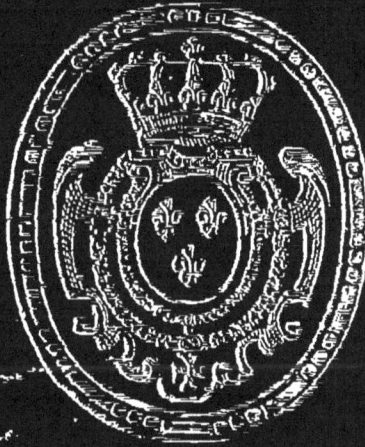

Te $\frac{17}{94}$

T. 27.

LA MÉDECINE,
LA CHIRURGIE
ET
LA PHARMACIE

DES PAUVRES:

Par feu M. PHILIPPE HECQUET, Docteur
Régent, & ancien Doyen de la Faculté de
Médecine de Paris.

Avec la Vie de l'Auteur, contenant un Catalogue
raisonné de ses Ouvrages.

Dédié à la Faculté de Médecine de Paris.

TOME SECOND,

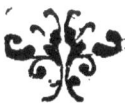 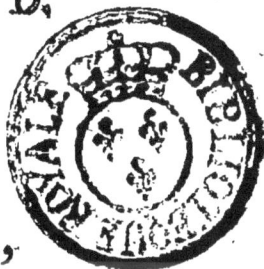

A PARIS,

Chez la Veuve ALIX, rue Saint Jacque,
au-dessus de la rue des Noyers, au Griffon.

M D C C X L.

Avec Approbation & Privilége du Roi.

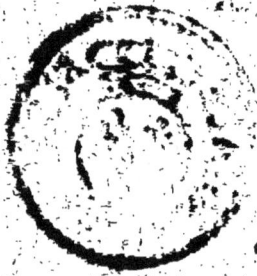

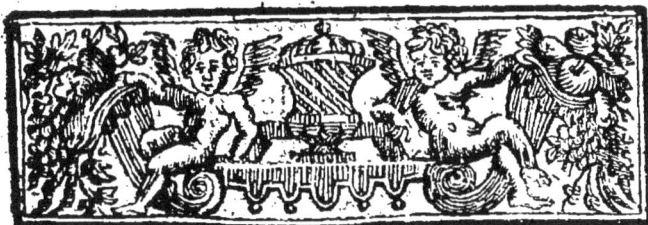

LA MEDECINE,
LA CHIRURGIE
ET
LA PHARMACIE
des Pauvres.

SECONDE PARTIE.

SUITE DE LA MEDECINE.

ES diverses Professions font par rapport aux Pauvres qui les exercent comme autant de climats différens dans lesquels on contracte des maladies causées particulierement par la nature de l'air qu'on y respire : c'est au Médecin à faire une étude singuliere de cette va-

riété, afin d'être en état d'appliquer
à chacun les remédes qui lui sont
propres. C'est pour cela qu'après
avoir parlé en général des principes des maladies & de la nature
des remédes qui conviennent à chacune d'elles, je vais à présent entrer dans le détail que demandent
les maladies des Pauvres, relative-
ment à leurs différentes Professions.
Cependant, comme la plûpart des
maladies qui les affligent ne sont
assez souvent causées que par le peu
d'attention qu'ils apportent, soit
dans les alimens dont ils se nour-
rissent, soit dans certaines précautions qui pourroient les garentir de
mille accidens ; je ne puis me refuser à faire ici une petite digres-
sion sur le régime que je croirois
leur être convenable : à l'égard des
sages précautions qui les mettroient
à l'abri de bien des incommodités
attachées à leur état, j'en parlerai
en traitant en particulier de chaque
profession. On voit par conséquent
que mon dessein n'est pas seulement
de guérir les maladies ; je voudrois
les prevenir, & c'est à quoi les cha-

rités des Paroisses devroient, ce me
semble, faire une attention particuliere : on dépense considérable-
ment pour rétablir la santé des pauvres malades, au lieu qu'à peu de
frais on pourroit la leur conserver.
Il est vrai qu'outre la docilité qui
seroit nécessaire de leur part, il faudroit aussi que les personnes charitables qui sont à la tête des bonnes
œuvres, se donnassent quelques pei-
nes pour répandre à propos dans des
familles obérées des secours utiles;
mais à quoi ne se porte-t-on pas
dans le service des Pauvres, lorsque
c'est la charité de Jesus-Christ qui
nous presse ? *Charitas Christi urget nos.*
L'humanité nous invite à secourir
nos semblables, & la Religion nous
apprend que c'est un état de véritable & solide félicité que celui des
personnes qui consacrent leurs travaux au soulagement des Pauvres :
Beatus qui intelligit super egenum & pau-
perem.

C'est donc en conséquence de ce
que je viens de dire au sujet de la
conservation de la santé des Pauvres, que je vais entrer dans le

détail du Régime qu'ils pourroient
obferver. Je fçais bien que ce que
je vais dire ne fera pas du goût de
tout le monde ; car il s'agit du régime maigre & de l'ufage des légumes, que je prétens être plus fa-
lutaire que tout autre aliment : j'en
ai déja parlé plus au long dans un
ouvrage exprès, où il s'agiffoit de
la conformité des alimens de Carême avec notre propre corps : j'en
vais donner ici une efpéce d'extrait,
& je fuis perfuadé que fi l'on pouvoit rappeller * les Pauvres à l'u-
fage des légumes, il y auroit parmi
eux moins de malades, ceux qui le
deviendroient recouvreroient plûtôt la fanté, & ils feroient plûtôt
en état de vaquer à l'exercice de
leurs Profeffions & à l'éducation de
leurs enfans. Au refte, ce que j'a-
vance fur l'utilité des alimens maigres, n'eft pas un fentiment qui me
foit particulier ; j'ai pour moi ce
qu'il y a de plus fameux dans l'ancienne & la nouvelle Médecine.
Parmi les Modernes, nous avons

* Du tems de Juvenal, les artifans ne vivoient que
de légumes : *Fabrorum prandia beta*, dit ce Póëte.

les Ouvrages de MM. Ramazzini, Portius, Cheyne, &c. dans lefquels ils ont non-feulement confeillé l'ufage habituel des graines & des legumes, ils ont de plus démontré par des preuves tirées de la plus faine Phyfique, que l'ufage du maigre étoit très-falutaire pour la confervation de la fanté ; & que même dans la plupart des maladies il étoit préférable au régime gras, qu'il femble qu'on fe foit fait une loi de prefcrire indifféremment à tous les malades que l'on a à traiter.

Digreffion fur le Régime maigre.

Un Philofophe ancien propofe dans Plutarque cette queftion, fçavoir : s'il y a plus de raifon dans le choix que les bêtes font de leurs alimens en fuivant l'inftinct de la nature, que dans celui que l'homme fait de tout ce qui peut flater fon goût : queftion dont le but eft de faire voir que les plantes & les legumes ont été défignées par le Créateur pour la nourriture naturelle de l'homme. Le fçavant Brué-

Grillus apud Plutarch. in eo libro an brutis ratio &c.

A iij

rinus Médecin , qui a écrit en faveur des alimens maigres , s'appuie
fur l'autorité d'Ariſtote ; & il aſſure
d'après ce Philoſophe , que c'eſt la
voix de la nature qui invite l'homme à ſe ſervir des alimens les plus
ſimples , ce qu'il prouve par le goût
naturel que nous conſervons toujours pour les alimens tirés des farines de bled ou d'orge , qui quoique préſentées tous les jours à l'homme pour le fondement de ſa nourriture , ſont cependant tous les jours
de ſon goût. *Ariſtoteles docuit nos*
poſſe diutiſſimè citrà faſtidium cibariis ex
farinâ triticeâ atque hordeaceâ veſci ,
cauſamque hujus adfert quòd ea quæ ſecun-
dùm naturam pro cibo deputata homini
ſunt , ſemper appetimus : itaque , &c. Et
en effet rien n'eſt plus conforme à
la nature de nos corps & aux lu-
mières de la plus ſaine phyſique que
l'uſage habituel des alimens maigres,
tels que ſont par exemple les crêmes d'orge , les préparations de
millet , des purées ou des bouillies
fines de ſemblables graines : toutes
ces matières farineuſes ſont compoſées de globules infiniment ſubtiles,

ce font les *infiniment petits* de la nature concentrés dans les envelopes
des graines, où elles font dans la
plus parfaite *attenuation*, & par conféquent fufceptibles de la diffolu-
tion la plus parfaite & la plus exa-
éte qui puiffe fe faire, lorfqu'elles
viennent à fe deployer dans l'eftomac & enfuite dans tous les vifcéres
où fe font les digeftions les plus néceffaires à la fanté.

Les graines & les différentes ma-
niéres de les préparer ont fait pendant une longue fuite de fiécles le
fujet & la matiére de favantes dif-
fertations que nous trouvons encore
dans les anciens Auteurs de la Médecine; on y trouve des préparations de graines, dont les noms
quoiqu'obfcurs, ont cependant été
confacrés par l'ufage; & font également bien entendus dans l'une &
l'autre Médecine, c'eft-à-dire, la
Grecque & la Latine. On y parle
de *Polenta*, d'*Alica*, de *Chondros*,
de *Ptifana* & d'autres mets différents
apprêtés avec les farines des graines, qui faifoient autrefois les de-
lices des tables : on fait dans quelle

confideration étoit l'*alica* parmi les Romains du tems de Pline ; toutes ces préparations après tout ne font autre chofe que les *fromentées* , les *pulments* , les panades , les gruaux & les purées d'aujourd'hui , de même que les *vermichelles* , la *femoule* , les maccarons des Italiens & tant de différentes pâtes de farine cuites & deffechées ; les *gruzés* , ou *orges perlés* dont on fait des bouillies & des panades , foit pour les enfans , foit même pour le plaifir des tables. C'eft aux matiéres farineufes que le fa-vant M. Cheyne Médecin Anglois donne le premier rang parmi les alimens maigres : *Primum inter facilè concoquenda alimenta locum do feminibus & radicibus farinofæ materiæ* ; & il prouve ce qu'il avance par l'exem-ple de la bouillie dont on nourrit les enfans , leurs eftomacs s'en trou-vent fi bien qu'il en conclud que les nourritures farineufes font à tout le moins comparables au lait : *Quod monftrat infantum pulticula imbecillis eo-rum ventriculis neutiquàm gravis , nutri-mentum vix ipfi lacti fecundum.*

Le fameux Portius Médecin Al-

Libro de Sanitate infirmo-rum.

lemand, Auteur de l'excellent Ouvrage *de la Conservation de la santé des*
soldats, est de même avis que le
Médecin Anglois sur l'usage des
graines, telles que le bled ou froment, l'avoine, le ris, l'orge,
le millet, le seigle, les pois, les
panais, les féves ou haricots, les
lentilles, &c. Ils prétendent l'un &
l'autre qu'elles sont plus utiles à la
santé que les alimens les plus succulents & les plus spiritueux, pourvû
cependant que l'on soit attentif à les
apprêter d'une façon convenable ;
Portius aime mieux que l'on y employe l'huile que le beure, parce
que celui-ci est moins sain que l'autre : pour moi je croi que toutes ces
fromentées, *polenta*, *alica*, &c. se préparoient chés les anciens sans aucun
de ces ingrédiens : il me semble que
l'eau devroit suffire, & en effet les
farines se dissolvent si aisément dans
l'eau bouillante pourvû qu'on les y
mette petit à petit, qu'elles composent enfin des nourritures trèssaines, très-bienfaisantes, & qui
n'ont rien de dégoutant, sur-tout si
l'on y ajoute un peu de sel, ou si

Portius,
de mili-
tum sani-
tate tuen-
dâ.

l'on veut un peu de fucre ou de miel;
mais pour les affaifonnemens qui
font en ufage dans bien des cuifines,
ce font, dit M. Cheyne, d'agréa-
bles poifons qui, felon lui, devroient
refter dans les boutiques des Apo-
ticaires, parce que l'ufage qu'on en
fait communément ne fait qu'alterer la bonté naturelle de ces alimens,
& eft très-nuifible à la fanté : *Aro-*
mata quæ tam familiariter coqui tractant,
libenter ego Pharmacopæorum arculis con-
crederem . . ., nec culinæ concrederem
grata illa venena quibus & alimenta cor-
rumpuntur & fanitati damna non levia
inferuntur. Il fuffira donc, pour donner quelque faveur agréable à ces
alimens, d'y mettre un petit bouquet
de fines herbes, une feuille de lau-
rier, ou quelques grains de canelle concaffée; mais il faut bien fe
garder d'y trop mettre de fel parce que quoiqu'il foit l'affaifonnement univerfel, il doit être tellement menagé dans l'apprêt des graines qu'il ne détruife ni n'affecte en
aucune façon leurs qualités douces,
moëlleufes & humectantes.

Il eft cependant à obferver qu'il

y a un choix à faire dans les graines par rapport à la différence des
temperamens; les lentilles par exemple conviennent mieux aux corps
cacochimes, dans les viſcéres deſquels
le ſang paroît trop ralenti ou trop
appeſanti : les lentilles ſont des graines qui paſſent pour être d'une qualité très-temperée & ſi aiſées pour
la diſtribution, que ſelon le Médecin Boëclerus, elles portent le cal-
me par-tout le corps. De même
l'orge & le ris ſont excellens pour
les poitrines foibles, & les gruaux
d'avoines pour les perſonnes dans
leſquelles on appréhende quelque
obſtruction: les boüillies, les crêmes,
les purées & les ſorbitions faites avec
les féves ou haricots aromatizées
d'un peu de canelle nourriſſent par
elles-mêmes, & d'ailleurs elles ſup-
pléent à nombre de drogues arides
& deſſechantes, comme les abſorbants, les concentrants & autres rémédes que l'on prodigue dans les
maladies. Le millet, outre qu'il eſt
par lui-même très-nourriſſant, ſert
auſſi a raffermir les inteſtins dans les
cours de ventre.

Si cependant la santé menaçoit ruine & que pour prévenir une maladie longue & dangereuse il fallût quelque nourriture plus aprêtée ou plus délicate, on pourroit alors employer les *fromentées* faites avec la farine de froment cuite dans l'eau, en y ajoutant quelques jaunes d'œufs & un peu de sucre, ou bien des *panades* de mie de pain *fraisée* cuite de même & avec les mêmes assaisonnemens. On sent bien que ces alimens n'emportent pas avec eux beaucoup de dépense, & d'ailleurs on sait par l'experience qu'ils ont été d'une grande utilité dans certaines maladies. J'ai vû des personnes qui préparoient ces sortes de panades avec du lait, mais je crois que cette façon de les aprêter ne feroit pas salutaire pour beaucoup de personnes d'entre les Pauvres ; car il me semble qu'il y auroit lieu d'appréhender que le lait rencontrant trop d'*aigres* ou d'*acides* dans leurs entrailles farcies pour ainsi dire de sucs viciés, n'avançât les maux qu'on veut leur épargner ; il pourroit perdre alors de sa qualité, &

fi une fois il venoit à s'épaiffir ou à
fe coaguler dans les entrailles, il
deviendroit la fource de mille obftructions : on n'a pas le même accident à craindre de la part des alimens farineux fimplement préparés,
c'eft-à-dire fans le mélange du lait,
leurs molécules étant douces, liffes,
& comme porphirifées fe laiffent
fimplement délayer, & fe liqué-
fient fans s'exalter ou fe développer
en parties falines, fulphureufes &
fermentatives. Tout ceci eft d'après
M. Cheyne dans l'ouvrage que j'ai
déja cité.

Ce fçavant Anglois étoit fi perfuadé des avantages que l'on pourroit tirer de l'ufage des graines dont
on compofe les alimens farineux,
qu'il n'a rien négligé pour en convaincre fes lecteurs. Il a recueilli
des preuves de toutes efpéces pour
en démontrer l'utilité, & il eft def-
cendu pour cela dans des détails,
qui font voir également & la vérité
du fentiment qu'il foutenoit, & la
profondeur de fes connoiffances :
voici, entre autres recherches, celles qui donne un nouveau luftre à

l'utilité qu'il prétend que l'on peut retirer de l'usage des graines ; c'est dans l'endroit où il entreprend d'en développer au juste la véritable nature. Les graines , comme il l'observe , font comme les œufs des plantes , c'est de-là qu'elles doivent fortir pour s'étendre & fe déployer enfuite : (telle fut la conjecture d'Empedocles , qui a été confirmée par les fçavantes expériences de MM. Malpighi , Grew , & Leuvenhoek.) Ces œufs font comme le *crayon* ou l'abrégé de toutes les principales parties des plantes ; d'où l'on peut conclure d'abord que ce font des extraits de la nourriture la plus tendre & la plus déliée , puifque dans des particules d'un si petit volume , font renfermées toutes les parties des plantes qui doivent y prendre leur accroiffement avec leur fuc nourricier primordial : Ainfi on peut regarder les graines , comme les refervoirs naturels du *volatil* le plus fin & le plus délié que l'on puiffe comprendre : une graine de fougére , par exemple , qui eft deux fois plus petite qu'un petit

grain de fable , renferme en elle
cent autres petites graines. Je demande après cela si l'on peut regarder ces graines comme des matieres gluantes , groſſieres , épaiſſes ,
comme quelqu'un l'a prétendu ;
n'y remarque-t-on pas plûtôt le *volatil* le plus abondant & le *ſpiritueux*
le plus fin qui ſoit dans la nature ?
D'ailleurs , eſt-il quelque choſe de
plus ſurprenant que la *ductilité* que
doivent avoir les parties concentrées
dans le ſein de ces germes , dont
les linéamens primordiaux qui y
ſont cachés doivent s'étendre , ſe
groſſir , & s'accroître au point de
produire des plantes d'une hauteur
aſſez conſiderable ? & cette diſpoſition *ductile* dans les parties des
graines les plus déliées , ne répond-
elle pas d'un heureux effet , lorſque
converties en aliment elles auront
à ſe répandre juſques dans les réduits du corps les plus éloignés ? Et
en effet la raiſon ſeule nous fait appercevoir dans ces nourritures , que
j'appelle *vierges* , parce qu'elles ſont
telles que le Créateur les a faites ,
la qualité principale que doivent

avoir les alimens pour être bienfaifans ; car des matieres auffi *ductiles*
que celles dont je viens de parler ,
n'ont rien de dur ni de caffant , par
conféquent rien de *falin* , qualités
qu'il eft important de difcerner pour
juger de la bonté d'un aliment préférablement à un autre : c'eft ce qui
fait que je donne bien de l'avantage aux alimens tirés des graines ,
& à cette *moëlle* bienfaifante que le
Créateur a mis dans le froment pour
la nourriture de l'homme , (*Cibavit*
eos ex adipe frumenti ,) au-deffus de la
chair des animaux la plus tendre ,
la plus délicate & la plus moëlleufe ,
à laquelle il refte cependant toujours quelque chofe de dur & de
falin , car enfin ces chairs fi délicates ne flattent le goût fi agréable-
ment que parce qu'elles contiennent en elles un fel dulcifié délicatement répandu dans toutes leurs
fibres : voilà ce qui leur procure
ces faveurs fi piquantes , fi volup-
tueufes , & en même-tems fi perni-
cieufes pour la plûpart des perfonnes qui en font ufage , parce que
les fucs nourriciers qui en réfultent

ne fe diftribuant quelquefois qu'imparfaitement , s'arrêtent fouvent
dans les entrailles, & cela par le de-
faut de *duƐtilité* , qui les empêche de
s'étendre jufques dans les extrémités des parties les plus éloignées qui
doivent en tirer leur croiffance.

La préférence que l'on donne
communément aux alimens gras fur
les maigres, vient des préjugés que
l'on fe fait fur la *nutrition*. On s'imagine que cette opération fe fait par
l'appofition (*per juxta pofitionem*) ou
l'affemblage des molécules qui s'u-
niffent ou s'incorporent avec les parties qui ont à fe nourrir ; c'eft ce que
l'on appelle *affimilation* comme fi cela fe faifoit par la liaifon des particules qui s'attachaffent aux parois
des parties, c'eft ce qui a donné lieu
au proverbe trivial, *la chair nourrit la*
chair , il faudroit donc en conféquence faire ufage de chofes bien fub-
ftantielles ou d'alimens bien fuccu-
lents, pour groffir comme à force
de materiaux les parties qui ont à
croître. Il eft aifé de détruire ces
idées en faifant quelques réflexions
fur la manière dont le corps fe

Tome II. B

nourrit & s'accroît même dans l'âge
le plus tendre, ce que je vais en dire
est d'après le fameux M. *Keill*, qui
par de solides réflexions sur la maniére dont les plantes prennent leur
nourriture & leur croissance, conduit naturellement à la découverte
du grand art de la nutrition dans
le corps humain.

Les plantes dans leurs germes,
dit M. Keill, ne sont qu'un tissu de
filamens qui contiennent une infinité
de parties *solides-spermatiques*; ces filamens se grossissent par l'épanouis-
sement des vésicules qui composent
originairement ces parties : ces vésicules se dilatent en se remplissant
d'une substance aërienne & insensible, tel que l'air l'est lui-même; or
comme elles sont innombrables, ce
sont autant d'*atomes* ou même *plus
qu'atomes* vésiculaires, qui croissant
de volume se grossissent plus de
l'esprit que du materiel ou du volume de la matiére, ce qui suffit
pour la nourriture & l'accroissement
de ces parties, sans avoir recours à
une *apposition* grossiére de particules
qui s'attachent ou se colent aux parois des parties.

Deux experiences fur la vegeta-
tion des plantes prouvent parfaitement ce qu'avance M. *Keill.* La premiére eft de l'illuftre M. *Boyle* qui
affure qu'une graine de courge femée dans une terre qu'il avoit fait
fécher, produifit cependant étant
arrofée une plante du poids de quatorze livres. La feconde eft de *Van
Helmont* qui ayant planté un faule
pefant cinq livres dans une terre deffechée, comme celle de M.
Boyle : cet arbre s'accrut dans l'efpace de cinq ans jufqu'à cent foixan-
te & neuf livres, quoique pendant
tout ce tems il n'eût été arrofé qu'a-
vec de l'eau de pluie, ou avec une
eau depouillée & comme *amaigrie*
par la diftillation, & la terre que
l'on avoit pefée auparavant dans
l'une & l'autre experience, n'avoit
prefque rien perdu de fon poids
dans celle de M. *Boyle*, & ne fe
trouva déchûe, dans celle de M.
Van Helmont, que de deux onces
au bout de cinq ans.

On voit par ces experiences un
accroiffement de 164. livres par le
moyen de l'eau toute feule, fans

que la terre y ait contribué en rien,
puifqu'elle n'étoit diminuée que de
deux onces dans l'efpace de cinq
ans, eft-il étonnant après cela,
conclud le fameux Praticien Zwin-
ger, qu'il fuffife pour la nourriture
de l'homme de faire ufage d'eau
ou de tifanne faite avec les vege-
taux ou les plantes? Et en effet
pour faire l'application de la vege-
tation des plantes à la maniére dont
les corps fe nourriffent & s'accroif-
fent, il eft à obferver qu'il y a une
communication très-réelle entre
elles & le corps humain; car de
même que les racines fe trouvent
diftinctement figurées dans le germe ou la graine de la plante
avec le fruit qui doit en naître, de
même auffi toutes les parties du
corps font renfermées effectivement
& réellement dans l'œuf où fon
germe eft contenu. Ainfi la nourriture ou la croiffance de ce corps,
tout organifé comme il eft dans fon
germe, n'eft autre chofe, quand
il en eft forti, qu'un épanouiffement
de fes parties qui y font concentrées;
il ne leur faut donc qu'une matié-

re élaftique autant *aërifée* que les linéamens du corps qui eft à naître
font déliés, laquelle comme un efprit, ou un vent foufle dans ces véficules, & qui en les relevant de
leur affaiffement les dilate & les
groffiffe ; tel eft l'ouvrage de la
nature, dans lequel il eft encore à
obferver que non-feulement les germes de toutes les plantes, auffi-bien
que les œufs de tous les animaux,
ont été dans la première femelle,
ou la première plante que le Créateur a produite avec fes graines,
mais encore que toutes les plantes
& les animaux nés & à naître y
ont été renfermés.

Mais en même tems que le Créateur a tiré du néant tous les germes
des plantes & les plantes elles-mêmes dans leurs germes, il a créé
auffi tout ce qu'il y a d'*efprits végéta-*
tifs qui doivent déveloper ces germes pour remplir fes deffeins dans
l'œconomie animale & pour le fervice des êtres créés : c'eft cet efprit
de végétation & de vie qui étant
porté fur les eaux, qui venoient
d'être créées, (*fpiritus Domini fere-*

batur super aquas,) femble les avoir
impreignées de vertus fecretes & les
avoir renduës dépofitaires de la faculté nutritive ; qu'elles ont elles
feules en propre. On a vû un exemple étonnant de cette vertu dans
l'experience de la graine de courge femée par M. *Boyle* dans une
terre deffechée : cette graine acquit
le poids de vingt-cinq livres dans
la plante qui en fortit, fans que la
terre qui la produifit eût reçu d'autre nourriture que d'être arrofée de
tems en tems avec de l'eau de pluie;
de même le faule planté par M. Van
Helmont acquit par le même moyen
une croiffance du poids de cent
foixante-quatre livres fans y com-
pter les feuilles qu'il perdoit tous
les hivers , & fans que la terre qui
le portoit en ait fouffert d'autre
déchet que celui de deux onces de
fon poids pendant l'efpace de cinq
ans : n'eft-il pas naturel d'en conclure que l'eau toute feule a opéré
cet efpéce de prodige; les alimens
aqueux ne font donc point fi im-
puiffants que l'on fe l'imagine communément.

De plus pour ajouter encore quelque chofe à l'avantage que je croi
que les alimens maigres ont fur les
gras, examinons un peu ce que c'eft
que le fuc nourricier, cette partie
blanche du fang, cette lymphe d'où
les parties différentes de notre corps
prennent leur nourriture, on verra
que ce n'eft qu'un affemblage de particules longues, pliantes & filamen-
teufes; fi après cela on fait attention à la nature du véhicule dans
lequel roulent ces particules fibreu-
fes, on ne trouvera autre chofe
qu'une eau que l'on nomme *feroſité* ; voila où tout fe reduit, tant
la nourriture que l'on prend du
maigre, auffi-bien que celle que l'on
tire de la chair des animaux, c'eft-
à-dire, que ce n'eft qu'un fuc *aqueux-
lymphatique-laiteux* que l'on nomme
chyle ; il y a cependant une différence dans la façon dont fe forme
le chyle en conféquence de ces différentes nourritures, mais certainement cette différence n'eft point
favorable aux alimens tirés des
chairs des animaux ; dans les alimens maigres, les parties *fibreuſes*

se trouvent dans leur état naturel, c'est-à-dire, *blanches, friables, coulantes, non continuës ni liées,* ou confonduës les unes avec les autres ; au lieu que dans les alimens gras, c'est un ouvrage pour la nature, de faire retrouver dans l'estomac ces fibres *blanches & coulantes* qui se font comme perduës & métamorphosées en fibres charnuës, rouges & sanguines qui forment les chairs des animaux. Je demande en conséquence de ce que je viens de dire, quels font les alimens les plus naturels à l'homme, ou de ceux qui se font conservés dans leur état naturel, ou de ceux qui en font sortis pour se convertir en chair.

Tous ces rapports naturels & originaires des germes des plantes, avec la nutrition & avec l'art dont elle se fait dans les plantes, pour devenir ensuite la nourriture des animaux, ne montrent-ils pas évidemment que ces mêmes plantes & leurs graines ont été originairement instituées par le Créateur pour être la subsistance de l'homme ; aussi est-ce à lui que l'Auteur de la nature

ture a affigné pour aliment, non-
feulement les herbes de la terre &
les fruits des arbres, mais encore
les graines de ces mêmes herbes
& les *femences* des arbres : *Dixit*
Deus, ecce dedi vobis omnem herbam
afferentem femen & univerfa ligna quæ Gen. 11.
habent in femetipfis fementem. Des ali- 29.
mens fi fimples établis pour entretenir & conferver la fanté de l'homme dans fa première origine, font-
ils moins propres à la lui conferver dans la fuite des tems ? Et en
effet ces plantes ont une telle vertu
que même depuis que les hommes
les ont abandonnées pour des nourritures plus fucculentes, on a été
obligé d'y avoir recours pour en
tirer les remédes les plus efficaces ;
c'eft la réflexion que Pline faifoit
au fujet des Pauvres des campagnes,
qui réduits fouvent à fe contenter
pour toute nourriture de ce que la
terre leur offroit, prenoient felon
lui dans leurs repas ce que l'on peut
trouver de meilleur pour remédier
à nombre de maladies : *Vera reme-*
dia pauperrimus quifque cœnat. Galien
penfoit de même, & il trouvoit

Tome II. C

dans les alimens les plus vils en apparence & les plus méprisés, des préservatifs & des remédes pour les plus grandes maladies. Les sentimens de ces fameux Auteurs se sont conservés chez les modernes; & par-tout dans les savans Ouvrages de *Ramazzini* & de *Portius*, on remarque le cas qu'ils faisoient des alimens les plus simples, jusques-là que *Portius* ne fait point difficulté d'appeller l'ail la theriaque des Pauvres, *rusticorum theriaca*. Cette consideration pour l'ail est très-ancienne; car nous voyons dans Virgile que les gens de la campagne, ceux même qui essuyoient les plus rudes travaux, comme les moissonneurs, se trouvoient confortés, rafraîchis même au milieu de leurs fatigues en mangeant de l'ail, du serpolet & autres herbes aromatiques.

Thestylis & rapido fessis messoribus æstu
Allia, serpillumque herbas contundit
olentes.

Cet usage de l'ail & autres plantes, comme oignons, poireaux, &c. étoit tellement en vigueur dans les tems même les plus reculés, que

les Egyptiens, ce peuple cependant
si savant dans les sciences humaines, les avoient en vénération; & le
peuple Hébreu qui avoit été long-
tems en captivité chez eux, avoit
pris une inclination si singuliére
pour ces legumes, qu'ils les regretoient hautement dans le défert où
Moïse les avoit conduits après les
avoir délivrés du joug des Egyp-
tiens : *In mentem nobis veniunt pori,* um. 11.
cæpe, allia. N

Tous ces legumes qui avec les
graines suffisoient autrefois pour la
nourriture des hommes, auroient-
ils donc aujourd'hui perdu de
leur propriété ? & si les riches les
ont abandonnés pour faire usage
d'alimens plus succulens, croira-
t'on qu'ils n'ont consulté dans ce
choix que l'interêt de leur santé ?
L'expérience seule suffit pour faire
voir qu'ils se font grossiérement
trompés; & en effet ces gens livrés
à la bonne chére se portent-ils
mieux que ceux qui vivent sobrement; & même parmi ceux qui ne
font point de grands excès, mais
qui cependant font un usage fré-

quent de viandes succulentes, en
voit on beaucoup qui jouissent d'u-
ne vie aussi longue & aussi saine,
que ces anciens qui ne se nourris-
soient que des alimens les plus simples. On dira peut-être, que parmi
les pauvres des campagnes ou autres, il regne souvent nombre de
maladies très-facheuses, & cela parce que pour la plupart ils tirent
leur principale nourriture des alimens maigres, qui ne formant que
des sucs visqueux, gluans, épais,
sont dès là d'une digestion très-dif-
ficile. Il est aisé de résoudre cette
difficulté, en faisant voir précisément ce qui rend ces alimens malsains ; il faut d'abord observer que
ce qui leur donne les mauvaises
qualités qu'on leur reproche, ne
vient nullement de la nature même des graines ou des legumes,
mais de la façon dont on les apprête ; l'abondance de sel, d'oignons, & de poivre dont on se sert
pour en relever le goût, en dimi-
nuë certainement la qualité : c'est
ainsi que par le mélange pernicieux
de nombre d'ingrediens, on rend

indigeftes & malfains des alimens
qui de leur nature font fimples,
bienfaifans & plus proportionnés
qu'aucun autre aux fonctions de l'œ-
conomie animale. Mais ce n'eft pas
feulement l'affaifonnement immo-
deré des legumes qui peut les rendre malfaifans, c'eft plus fouvent
l'ufage que l'on fait du vin ; car
perfonne ne veut s'en paffer : il n'y
a que les perfonnes aifées qui faffent habituellement bonne chere ;
mais pour le vin, tout le monde
veut en boire, les pauvres comme
les riches, & les honteux effets de
cette liqueur pernicieufe fe manifeftent encore bien plus fouvent parmi les Pauvres que par-tout ailleurs.
J'ai parlé d'une façon affez étenduë
du danger qu'il y avoit à faire ufage du vin dans mon Traité des dif-
penfes du Carême ; j'ai fait voir
qu'il convenoit à peu de perfonnes d'en boire, & que lorfqu'on
en buvoit, on ne pouvoit avoir
trop d'attention à en temperer le
feu par beaucoup d'eau. Je vais
propofer ici la liqueur que je croi
la plus faine, parce qu'elle eft la

plus propre pour entretenir dans nos
corps les fages mouvemens & les
juftes précautions dont la nature fe
fert elle-même pour la confervation
de la fanté.

Je fuis toujours ici les fages réflexions de Ramazzini, & de Portius, ce dernier fur-tout préfére ou-
vertement l'ufage de l'eau à celui
du vin, c'eft par le moyen de l'eau
que l'on procure les bonnes difpofitions, les louables coctions, non-
feulement celles qui fe font dans
l'eftomac & dans les premiéres
voyes, mais encore celles qui doivent fe faire dans les vaiffeaux, dans
tous les vifcéres, & jufque dans les
lointains de l'habitude du corps les
plus profonds & les plus intimes,
où fe confomme la plus ample &
par conféquent la plus néceffaire des
fecretions & des *dépurations :* on en-
tend bien qu'il s'agit ici de la *tran-*
fpiration, cette évacuation fi abondante & en même tems fi importante de laquelle dépend la fanté
de tous les hommes, en quelque état de la vie qu'ils foient
placés.

Ce même Portius qui avoit ré-
fléchi si profondément sur tout ce
qui se passe dans l'exercice de l'œ-
conomie animale, observe qu'il y a
dans toute l'habitude du corps une
abondante *sérosité*, une eau naturelle
qui partout détrempe les sucs, &
qui, pour ainsi dire, les *charie* &
les insinue partout : cette eau, dit-
il, est chaude partout, & par con-
sequent il en conclud très-justement
à mon avis, qu'il faut aux sucs &
aux humeurs qui ont à circuler dans
les entrailles un *fluide chaud* dont les
particules *volubles* servent comme de
rouleau & de vehicule pour *charier*
& transmettre le sang & les sucs
nourriciers jusque dans les dernieres
extrémités des vaisseaux. C'est d'a-
près ces réflexions prises dans les
loix naturelles de l'œconomie animale, que ce savant Médecin recommandoit l'usage de l'eau chaude qui facilite par elle-même la digestion des matieres alimenteuses,
& qui est le véritable dissolvant qui
prévient les obstructions d'où naissent tant de maladies : d'un côté
elle supplée au défaut des sucs nour-

riciers qu'elle développe ; de l'autre
elle porte dans les vaisseaux & dans
le sang même le vehicule propre à
le détremper, le délayer, l'adoucir, & le faire circuler. Voilà pour
l'état de santé ; mais lorsque par
hasard cette santé vient à s'altérer
c'est là la circonstance dans laquelle
conformément aux préjugés vulgaires, on est tenté de faire usage
du vin, dans l'intention, à ce que
l'on prétend, de fortifier l'estomac,
& de faire réussir les digestions :
mais j'observerai ici en deux mots,
que l'usage du vin n'est nulle part
tant déplacé que dans les commen-
cemens d'une maladie, dans laquelle les humeurs sont déja épais-
sies, les fluides destitués de leur volubilité, pendant que d'un autre
côté les parties solides qui doivent
les faire circuler sont desséchées ou
affoiblies dans leur ressort ; le vin
alors rencontrant trop de résistance,
& de la part de ces *solides* desséchés
& comme roidis, & de la part des
fluides qui sont compacts & appe-
santis, il augmente le desséchement
des solides, aussi bien que l'ardeur

& l'embarras dans les fluides. L'eau chaude au contraire, & l'ufage de ces bouillons dont j'ai déja parlé, faits avec des gruaux & des farines, s'infinue dans ces fucs ralentis, & la conformité de fubftance qui fe trouve entre les uns & les autres opére un *amalgame* naturel entre eux fans y caufer aucun trouble.

Je fçais bien que quelque avantage que l'on donne à l'eau chaude, il fera bien difficile de la mettre en réputation auprès de bien des perfonnes : le goût n'eft point flaté, & dès-là quel moyen de réuffir à perfuader l'ufage d'une chofe qui ne peut faire aucun plaifir ? Mais il s'agit ici de la fanté, il s'agit ici des Pauvres à qui elle eft effentielle pour l'exercice de leurs Profeffions; je n'écris point pour les voluptueux à qui la fanté eft précieufe cependant, quoiqu'ils faffent tous les jours tout ce qu'il faut pour la détruire ; un régime auffi fimple que les légumes, une liqueur auffi infipide que l'eau ne trouvera fûrement point chez eux d'approbateurs ; mais j'en appelle aux Sages, c'eft–

à-dire, à ces gens qui ont non feulement le goût de la vertu, mais
qui ont aussi par devers eux des connoissances qui les élèvent au-dessus
des idées communes : ils convien-
dront certainement que pour ce qui
regarde la santé, l'eau chaude est à
tous égards ce qui lui est le plus
convenable. Le sçavant Bruierinus
dans son Traité des alimens, (*de re*
cibariâ, pag. 891.) après avoir parlé
des avantages de l'eau, cite l'exemple de nombre de personnes & entre autres de peuples entiers qui en
font un usage habituel : tels sont
les habitans du Vivarais qui ont,
dit-il, un tel goût, ou plûtôt, qui
sont si persuadés des avantages que
l'on trouve à boire de l'eau chaude,
qu'ils n'en boivent jamais que lorsqu'ils l'ont rendue chaude de quelque façon que ce soit : il rapporte
à ce sujet avec son élégance ordinaire les différens moyens dont les
particuliers riches ou pauvres se procurent de l'eau chaude : Dans le petit peuple, les uns prennent la voye
la plus simple, qui est de mettre l'eau
auprès du feu, d'autres jettent dans

leur eau un morceau de pain rôti ,
quelques-uns y plongent un morceau de fer rouge. Parmi ceux qui
font à leur aife il y en a qui ont des
lames d'or deftinées à cet ufage ;
on les met au feu, & enfuite on les
trempe dans l'eau que l'on veut
boire. Enfin parmi les Pauvres &
ceux qui font les plus occupés , perfonne ne boit l'eau que lorfqu'elle
eft chaude , de façon qu'un payfan
qui n'a pas eu le tems de faire chau-
fer l'eau qu'il veut boire , prend des
charbons ardens & les jette dans fa
taffe avant que de boire : *At paupe-*
res & ruftici prunas à foco in potoria de-
mergunt.

Il eft vrai que l'ufage de l'eau
chaude , quoique autorifée même
par les Anciens, a fouffert auffi quelques difficultés ; Pline , par exemple , a femblé prendre le parti de
l'eau froide , il fait même remarquer que de tous les animaux il n'y
a que l'homme qui boive de l'eau
chaude ; mais il y a longtems qu'on
a répondu fur ce fujet à ce fçavant
Naturalifte : un fçavant Moderne a
même fait voir que dans la prati-

que de la Médecine des chevaux,
il étoit de certains cas dans lesquels
on leur faisoit boire de l'*eau de son*
chaude. D'ailleurs, quand même
le fait seroit vrai, l'observation de
Pline ne prouveroit rien contre
nous, parce que d'abord il s'agit
dans cet Auteur des animaux dans
l'état de santé, ils boivent de l'eau
froide alors, & si ils la boivent de
même en cas de maladie, c'est qu'ils
n'en sçavent pas d'avantage; d'ailleurs cette eau froide leur est toujours salutaire quand ils se portent
bien, parce que leur maniere de
vivre est toujours la même, soit
pour la qualité des alimens, soit
même pour la quantité, parce qu'on
a soin de la leur mesurer; de plus, les
fibres de leurs estomacs n'étant pas
exposées comme dans les hommes
aux dérangemens des passions, l'eau
froide qui est dans l'ordre du Créateur pour servir à la digestion des herbes, produit toujours en eux le même effet tant que leur santé subsiste.
Il en est de même de la plûpart des
gens de campagne, l'eau froide ne
gâte rien dans leurs digestions tant

que leur santé est suffisamment en-
tretenue par des nourritures simples;
mais dès que le besoin les réduit à
manger indifféremment ce qu'ils
peuvent trouver, l'eau chaude devient alors pour eux un reméde excellent pour prévenir les mauvaises
digestions & les autres maladies qui
sont les suites de la disette : tel est
l'épaississement ou la crudité des humeurs qui est comme nécessairement
occasionné par la disette, parce
qu'alors les humeurs ne sont pas re-
nouvellées par une quantité suffi-
sante de sucs nourriciers, soit parce
qu'ils diminuent dans les entrailles
des Pauvres à mesure que le nécessaire leur manque ; soit parce que
le peu d'alimens qu'ils peuvent prendre sont grossiers, salins & malfai-
sans. Rien de plus salutaire pour
remédier aux pernicieux effets de ce
dérangement que l'usage de l'eau
chaude, par laquelle les fluides parfaitement délayés, & les solides
mollement tendus & tenus les uns &
les autres dans un mouvement réglé
& constant, remettent toute l'œconomie animale dans l'état de santé.

Je pourrois entrer dans un plus grand détail sur les avantages de boire de l'eau, & principalement de l'eau chaude ; mais je crois en avoir dit assez pour en prouver l'utilité ; ce qui est certain, c'est qu'on ne s'est jamais mieux porté que dans les tems où l'on ne bûvoit que de l'eau, jamais les hommes n'ont été si vigoureux & si puissans qu'avant l'usage du vin ; c'est cette liqueur séductrice qui devenue journaliere a diminué le volume des corps à mesure qu'elle a affoibli la santé ; c'est elle par conséquent qui a diminué le nombre de nos jours. En effet le vin & les autres liqueurs ardentes blessent l'estomac & les nerfs ; toutes les liqueurs *vineuses* font pleines d'esprits turbulens, embarrassés, mal dépurés, qui se portent au cerveau, & heurtent les nerfs avec d'autant plus de force qu'ils ont plus de volume & de poids : de plus, peut-on penser que ces liqueurs soient capables par elles-mêmes de procurer les *loüables dige-stions ?* L'usage des délayans simples n'est-il pas plus efficace, ou plûtôt

le feul moyen fûr pour y parvenir.
On fçait que ces délayans fimples
& aqueux ont une vertu digeftive
à laquelle rien ne réfifte, les *alkalis*,
les *acides*, les *fulphureux* s'en laiffent
pénétrer, en un mot il eft peu de
mixtes qui puiffent réfifter à l'action
de l'eau.

L'eau eft donc l'unique véritable
délayant, & la boiffon la plus faine dont les Pauvres puiffent faire
ufage; les Riches en tireroient fûrement auffi les mêmes avantages,
mais ce n'eft point à eux que je m'a-
dreffe ici, parce que outre qu'ils ne
font pas l'objet de cet ouvrage, je
fçais bien que je ne réuffirois pas à
m'en faire écouter; j'efpére trouver
plus de docilité de la part des Pauvres à qui la fanté eft en tout point
fi néceffaire.

Cependant, quoique je leur confeille l'eau chaude pour leur boiffon
ordinaire, il eft quelquefois des circonftances dans lefquelles il eft bon
d'apporter quelques correctifs fuivant l'état dans lequel on fe trouve;
ainfi, fi l'on remarquoit que l'eau
chaude ordinaire n'eût pas tout

l'effet qu'on en pourroit attendre ;
(car enfin il est des tems d'infirmités dans lesquelles les meilleures
choses semblent perdre de la bonté
de leurs qualités ;) on pourroit préparer différentes infusions selon les
cas différens, par exemple, on pré-
pareroit pour les uns des infusions
avec les *sentaux citrins* ou *rouges*, ils
sont à très-bon marché, & une petite quantité de leur poudre suffit
pour embaumer une grande quantité d'eau, qui prend par ce moyen
une vertu *cordiale*, *digestive*, *diapnoï-*
que. Pour d'autres, on pourra faire
infuser un petit morceau de *sassafras*,
la dépense est très-peu de chose, &
une très petite quantité peut *impré-*
gner plusieurs cruches d'eau ; il en
résulte des potions qui ont vraiement la vertu *diaphoretique* : la *men-*
the, le *thim*, le *cerfeuil*, le *persil*, la
pimprenelle, le *cresson*, le *trifolium fi-*
brinum fournissent encore la matiere
d'infusions *théiformes* qui sont très-
utiles dans bien des occasions. Enfin il est des situations d'infirmités
qui demandent que l'on employe
des eaux *ferrugineuses*, on en fait
d'artificielles

d'artificielles à très-peu de frais : on prend pour cela quelques onces de *limaille* ou de *rouille de fer*, que l'on enveloppe dans des *noüets*, avec lesquelles on peut à différentes fois, *ferrer* affez d'eau pour en remplir plufieurs bouteilles. Ces mêmes attentions préviendront fûrement des maux confidérables parmi les Pauvres.

On demandera peut-être comment il fera poffible de mettre en exécution tout ce que je viens de dire, non feulement par rapport à l'afferviffement ▪oire de l'eau ; mais encore par rapport aux alimens que j'ai recommandés jufqu'à préfent ; j'avoue que les Pauvres abandonnés à eux-mêmes auroient bien de la peine à s'y réfoudre ; d'ailleurs ils marchent toujours en aveugles pour la plûpart, ils joüiffent de la fanté, ou plûtôt ils l'ufent tant qu'ils la fentent chez eux ; dès qu'elle vient à s'altérer l'ennui les prend, ils fe laiffent accabler par le chagrin, & fi quelqu'un ne prend foin d'eux, ils ont auffi peu d'attention à prendre les moyens.

de recouvrer la fanté qu'ils en ont
eu pour l'empêcher de s'altérer lorfqu'ils en joüiſſoient. C'eſt ici que
les perſonnes charitables qui ſe font
dévouées au ſervice des Pauvres,
doivent faire éclater leur zéle, &
en même tems ſe munir de patien-
ce & de fermeté pour ſurmonter
avec douceur les difficultés & les
mauvaiſes humeurs de perſonnes,
qui accablées de mélancolie, (ſuite
ordinaire de la pauvreté & de la
maladie;) n'écoutent ſouvent qu'a-
vec répugnance ce qu'on leur propoſe pour leur ▓▓.

On trouvera peut-être cette digreſſion un peu longue, pour moi
je l'ai crû néceſſaire, parce que je
ſuis perſuadé que l'on ne peut trop
inſiſter ſur le choix des alimens, &
que la plûpart des maladies ne viennent que parce qu'on ne ſçait point
obſerver un régime convenable. Je
vais reprendre mon ſujet, c'eſt-à-
dire, je vais à préſent traiter des
différentes maladies par rapport aux
différentes profeſſions, aux différens ſexes & aux âges différens; je
me reſerve en traitant cette ma-

tiere d'y femer encore quelques
traits au fujet des précautions dont
on pourroit ufer dans chacun de ces
états pour prévenir les maladies :
ainfi cette partie de la Medecine
fera un compofé de préfervatifs &
de remédes dans lequel chacun trouvera les moyens de conferver fa
fanté , ou de la rétablir lorfqu'elle
viendra à s'altérer.

Maladies des Artifans.

Les Artifans font partagés en différentes claffes , les uns font continuellement expofés au feu , comme
les maréchaux , les ferruriers , les
armuriers , &c. D'autres travaillent
habituellement dans l'eau ; tels font
ceux qui nettoyent les puits , les
égouts , les cloaques , &c. tels font
auffi les blanchiffeufes , les teinturiers , &c. Il en eft dont la profeffion les expofe à refpirer un air
groffier & malfaifant , tel que le
refpirent ceux qui travaillent aux
mines & aux carrieres. D'autres
enfin ont à effuyer mille incommodités neceffairement attachées à telle

& telle profeſſion , & qui affec-
tant le ſang d'une façon différente ,
demandent auſſi pour chacun des
préſervatifs & des remédes particuliers : chaque état , chaque profeſſion trouvera ici ſa place : j'en-
trerai dans quelques détails qui ne
ſeront peut-être pas du goût de
certaines perſonnes un peu trop délicates ; mais au reſte je me flate de
ne pas déplaire à ceux qui aiment
le bien public & qui ſavent bon
gré à quiconque fait des efforts
pour le procurer.

I.
Serru-
tiers,Ma-
rechaux,
Armu-
riers,
Clou-
tiers ,
Verriers.
&c.

Les *ſerruriers* , les *marechaux* , les
cloutiers , les *armuriers* , &c. ſont
toutes perſonnes dont le Médecin
doit croire le ſang chargé de parties
ignées , qu'ils reſpirent par toutes
les parties de leurs corps. C'eſt pour
cela que les *ſerruriers* & les *armuriers* ſont particuliérement ſujets à
des *ophthalmies* & ſemblables maux
d'yeux , ſuivant la raillerie que le
Juvenal. Poëte ſatyrique * fait du pere de
Satyr.10. *Démoſthéne* qui étoit chaſſieux , parce qu'il exerçoit le metier d'armu-
rier. Le moyen de ſe garder de ces
ſortes d'inflammations , ce ſeroit,

fuivant la remarque de *Ramazzini*, que ces artifans s'aftreigniffent à un régime rafraîchiffant, tel que 'le même Poëte l'indique dans l'ufage: des *bettes: Fabrorum prandia betæ*. Mais le remède particuliérement propre à ces maux d'yeux, c'eft l'ufage du lait de femme appliqué en maniére de collyre. Et lorfque le mal va trop loin, il faut en venir à la faignée, au petit lait, & aux eaux d'orge *émulfionnées*. La raifon de ces maux d'yeux fe tire de ce que le fer étant battu chaud, envoie une infinité de particules *metalliques fulphureufes*, lefquelles tenant les yeux de ces artifans continuellement irrités, les enflamment, & leur caufent des *ophthalmies*. Les vapeurs de charbon qu'ils reçoivent continuellement, contribuent auffi intimement aux infirmités qui leur arrivent & qui leur font communes avec ceux qui manient, qui travaillent, ou qui dans leurs ouvrages emploÿent le foufre. C'eft pourquoi ceux qui fondent le foufre tombent dans l'*afthme*, & prennent des *ophthalmies*. C'eft ce qui rend fi dangereux les metiers de ceux qui ont à manier le *falpêtre* & le *foufre* pour préparer la poudre à canon dans les lieux où on la fabrique. De même ceux qui *foufrent* les tonneaux pour conferver le vin, éprouvent ces accidents, auffi bien que les femmes qui emploient le *foufre* dans leurs blanchiffages. On appelle cependant le foufre le baume du poumon, mais ce titre en lui n'eft fupportable, fuivant la remarque d'un

Rimul. ltr. fçavant Médecin Chymifte *, que quand on en a féparé l'*acide* de la partie *fulphureufe* ; & par-là l'on découvre l'erreur de ceux qui employent l'*efprit de foufre* dans tant de maladies de poitrine pratique, dit Ramazzini, qui fait voir l'ignorance de tels Médecins. Je dis la même chofe de ceux qui emploient cet efprit dans les bouillons pour guérir la galle, parce qu'ils ne favent pas diftinguer dans le foufre fa partie *graffe balfamique*, de fon acide. Le premier reméde contre les vapeurs de foufre, c'eft que les ouvriers doivent fe l'épargner autant qu'il leur eft poffible ; mais le

cas arrivant que leur poitrine s'al-
tere, ils n'ont rien de meilleur à
pratiquer que les tifannes de racine
de guimauve, l'eau d'orge émul-
fionnée ; l'ufage habituel d'huile
d'amandes douces, & fur le tout,
des eaux laiteufes, par le mélange
d'un peu de lait de vache fur beaucoup d'eau. Mais à en juger par les
impreffions des fumées de *charbon*,
des *mineraux* & des *metaux*, il n'eft
guère d'artiftes qui meritent plus
de trouver place parmi les infirmes
que font les mauvaifes vapeurs, ou
les fumées empoifonnées, que les
Chymiftes ; témoins leurs héros,
Paracelfe & *Van Helmont*, qui fe font
attirés de fi grands maux par les
vapeurs *, auxquelles ils fe font
expofés en préparant leurs fecrets.
Ceux qui les ont fuivis * ont ef-
fuié de femblables maladies, com-
me les *coliques*, les *afthmes*, les *piffe-*
mens de fang, les *convulfions* *. Ajoutez à cela ce que dit ce même Auteur * d'un Chymifte de réputation
en Italie, qui étoit devenu tremblant, chaffieux, afthmatique &
fans dents, tout ce mal caufé par

Notes marginales :
* v. *Ra-*
mazzini.
* *Junc-*
ker.
* *Etmul-*
ler.
* *Rache-*
mius.
* Voyez
Ramaz-
zini pag.
493.

la force de l'impreſſion des vapeurs ou fumées metalliques. A tout cela ces Chymiſtes n'ont trouvé avec le tems d'autres bons remédes que dans l'uſage de *l'huile d'amandes douces*, *du lait d'aneſſe* ou de vache, & des bouillons de choux rouge. M. Ramazzini auroit crû faire injure à Mʳˢ les Chymiſtes, de leur propoſer des remédes; puiſque c'eſt chez eux, à ce qu'ils penſent, que ſe trouve le ſanctuaire de la vraie Médecine; cependant il leur fait obſerver, avec autant de fineſſe d'eſprit que de juſteſſe, qu'il les prend en *flagrant délit*, puiſque ſans égard pour un art auſſi merveilleux que le leur, ils vont prendre en d'autres *boutiques*, c'eſt-à-dire, dans la *Pharmacie galénique*, des remédes à leurs maux.

C'eſt donc un état ſujet à bien des infirmités que celui dans lequel on eſt continuellement expoſé aux vapeurs du feu: en effet, comme dit Van Helmont, le feu eſt le deſtructeur des choſes, & le meurtrier des corps, *rerum corruptor & mors*; il ſuffit pour s'en convaincre de jetter

les

les yeux fur les maladies qu'ont à
essuier les ouvriers qui manient le
feu, tels que sont par exemple, ceux
qui travaillent aux verreries, & qui
cherchant ainsi les moyens de gagner leur vie, s'exposent continuellement à la perdre, parce qu'ils sont
à tout moment parmi les fourneaux,
les forges & le fer. D'ailleurs les
matiéres qui se *vitrifient*, n'ont à la
vérité ni odeur, ni fumée, ni vapeur; mais pour les amener au point
de *vitrification*, le feu qu'on y emploie est si furieux, qu'il faut de
jeunes gens de vingt ans, & les plus
vigoureux pour y travailler, encore
ne peuvent-ils y résister que jusqu'à
l'âge de quarante ans, quoiqu'ils ne
travaillent que six mois de l'année.
C'est qu'étant obligés de se mettre
continuellement presque nuds, à
cause de l'excessive chaleur des
fourneaux, ils deviennent sujets
aux inconveniens mortels qu'il y
a de passer immédiatement du chaud
au froid. Voila cependant à quoi
les contraint l'ardeur du feu, car
l'action excessive en est telle, que
ces ouvriers commencent par souf-

frir des maux d'yeux si extraordinaires, que leurs globes s'en apetif-
fent dans leurs orbites ; & la raison
en est sensible, c'est que ces organes étant tout d'eau, de lymphe,
de graisses, de membranes, enfin tout
de substance humide, ils tombent
dans cette espéce d'*atrophie*, que
leur cause l'impression du feu terrible, qu'ils ont continuellement à
regarder pour diriger leurs ouvrages. Ce n'est pas encore tout, une
soif intolérable les tourmente, sans
oser s'accorder un verre d'eau, parce qu'ils ont l'experience qu'elle
leur est mortelle, à cause des *pleu-*
resies ou autres maux semblables de
poitrine auxquels elle les expose.
C'est donc au vin tout seul & au
vin pur qu'ils ont recours, c'est-à-
dire, qu'ils se brulent l'interieur
du corps, en même tems que les
ardeurs des feux, & les flammes
les consument en les desséchant par
le dehors : peut-on trouver une profession plus meurtriére pour les personnes qui l'exercent ? Une réflexion
sur la qualité des boissons dont les
Chinois font usage dans les plus

grandes chaleurs, & au milieu des plus grandes fueurs, ne pourroit-elle point procurer aux ouvriers des verreries un fecours très-falutaire pour fe précautionner contre les inconveniéns des chaleurs exceffives qu'ils ont à effuier ? Cette nation très-fage à plufieurs égards, fe moque des Européens qui boivent ou des glaces, ou des limonades, pour fe défalterer dans les chaleurs de l'été, au lieu qu'au milieu de celles de leur pays, les Chinois n'emploient que les boiffons chaudes, & principalement du Thé ; dont ils prennent abondamment, ce qui leur eft très-falutaire. Sur ce modéle les ouvriers de verrerie s'épargneroient les dangers d·l'eau froide, qu'ils ont raifon d'appréhender; en bûvant abondamment ou du *thé* légérement infufé, ou des infufions *théiformes* de *capillaires*, de *fleurs de violettes*, *coquelicot*, ou bien de l'eau pure chaude, toute feule ou dans laquelle on auroit fait bouillir un moment quelques racines de *fcorfonère* avec un peu de régliffe. Ces boiffons, fans les morfondre,

E ij

tempereroient l'ardeur où le feu réduit leur sang, sans craindre que la
transpiration en fût alterée.

Ces mêmes boissons chaudes conviennent encore parfaitement aux
ouvriers qui travaillent aux forges,
& aux *fondeurs*, en un mot à tous
ceux qui sont employés aux fon-
deries. Ceux qui travaillent aux
briqueteries & aux *tuileries* se trouvant
aussi très-exposés aux feux ardents
de leurs fours ou de leurs fournai-
ses, ne peuvent rien faire de mieux
que de se servir des mêmes précautions. Le travail des briques fut celui dont Pharaon se servit comme
étant le plus bas, le plus humiliant,
& en même tems le plus laborieux,
& le plus ruineux à la santé, dans
le dessein où il étoit de faire perir
le peuple Hébreu. En effet un métier qui tient toujours ses ouvriers
dans la boue, & qui les oblige de
passer souvent d'auprès leurs fourneaux au grand air pour y exposer
les briques, tout cela sans aucun
égard aux différentes dispositions de
l'air chaud ou froid, du matin,
du midi ou du soir, de combien

de maladies ou d'infirmités ne doivent point être affligés ceux qui par état font attachés à un metier si dangereux pour la fanté? Faudrat-il aller chercher bien loin les caufes des *fluxions*, des *rhumatifines*, des *paralyfies*, des pleurefies, ou femblables fievres aiguës, peut-être malignes, auxquelles deviendront fujets des faifeurs de briques? Car que le peuple Hébreu ait été exemt de ces infirmités, ou femblables, puifqu'il n'en eût aucune pendant tout le tems qu'il traverfa le défert, c'eft-à-dire, pendant quarante ans, c'eft ce qui releve le miracle de ce merveilleux voyage, en ce que le peuple Hébreu ayant fait dans le travail des briques tout ce qu'il falloit pour devenir infirme, il ne s'eft cependant trouvé perfonne de malade, ni en Egypte dans le tems de leurs travaux, ni dans le défert: *Non erat in tribubus eorum infirmus.* Rien n'eft fi bon pour obvier à tous les maux dont on eft menacé dans le travail des briques que le régime humectant, temperé & abondant, & c'eft l'avis de l'Auteur des ma-

ladies des artifans. Ce fut en effet
ce qui contribua le plus (humaine-
ment parlant) à la confervation du
peuple Hébreu qui gémifloit fous
la captivité des Egyptiens ; car malgré les travaux énormes dont la malignité de *Pharaon* fe fervit pour les
exterminer, leur fanté s'accrut au
point qu'ils fe multipliérent, affez
pour faire appréhender à cette in-
grate nation, que ce peuple efcla-
ve ne fe rendît maître de leur pays.
L'abondance des excellents *légumes,*
des *melons*, des *concombres*, des *oignons,*
&c. dont ils étoient graffement
nourris, contribuoit infiniment à leur
embonpoint ; auffi étoient-ils très-
fenfibles au fouvenir des oignons, des
concombres & des melons qu'ils
avoient quitté en Egypte. *In mentem*
Num. *nobis veniunt cucumeres, pepones,* &c. *.*
c. 11. v. 5. Eft-il forte d'aliment plus propre à
faire un fang frais, doux & tempe-
ré ? d'autant plus que les chairs qu'ils
regretoient étoient les chairs des
poiffons qu'ils avoient pour rien en
Egypte. *Recordamur pifcium quos come-*
debamus in Ægypto gratis. Mais les
Pauvres d'aujourd'hui qui ont à tra-

vailler aux briques & aux tuiles,
font bien éloignés de se trouver
dans cette abondance d'aliments
aussi humectans, aussi *rafraichissans*
& aussi nourrissans, que les concombres & les poissons que les Hébreux avoient pour rien. Ainsi ces
pauvres gens se trouvent exposés à
tous les maux que peuvent leur attirer les travaux aussi penibles &
aussi malsains que ceux de la fabrique des briques. Le sçavant *Ra-*
mazzini auroit esperé pour eux un
merveilleux préservatif dans l'usage
des bains publics, comme le prati-
quoient les artisans parmi les Romains à la fin de leurs journées;
mais ce secours manquant aujour-
d'hui à nos Pauvres, n'en seroit-
ce pas un à y substituer que de leur
conseiller de s'accoutumer à se laver souvent les bras & les jambes.
Car c'étoit encore un usage en quelques endroits de ne laver tous les
jours que ces parties seulement, au
lieu qu'ils ne baignoient tout le
corps qu'environ tous les neufs jours
qui étoient les tems de certaines foi-
res parmi les Romains. C'étoit donc

E iv

un usage journalier alors de se laver les bras, des jambes à la fin des travaux : *Corpus laboribus rusticis fessum, non quotidie lavabatur ; nam....* * Senec. Epist. 89. *brachia & crura quotidie alluebant.... cæterùm toti nundinis lavabantur.* *. Et la raison de ces lotions, c'est qu'elles servoient à ôter les crasses que le maniement des terres, par exemple, ou du mortier ou du plâtre amassoit sur ces parties : *Scilicet abluebant sordes quas opere collegerant.* Or ce sont principalement les bras, les mains, les piés & les jambes qui travaillent les briques, &c.

II. Plâtriers. Les ouvriers qui travaillent le *plâtre* & la *chaux*, ou qui les emploient journellement à faire des statues, ressemblent à bien des égards (sur-tout par ceux sous lesquels nous examinons ici les metiers) à ceux qui fabriquent les *briques*, ou qui (comme les *massons*) les emploient. Car outre que chacun ou plusieurs des uns & des autres sont exposés à la chaleur de fourneaux très-ardents, très-dessé-chants & très-vaporeux, le plâtre & la chaux ont chacun en leur par-

ticulier de très-pernicieux inconve-
nients. Les Auteurs qui traitent des
mineraux étoient affez dans la pen-
fée que le *plâtre* & la chaux étoient
des fubftances *congeneres*, comme
s'ils avoient les mêmes qualités ; &
ils ne rapportoient ces qualités qu'à
la vertu *aftringente* ou *emplaftique*,
parce qu'elle eft fenfible dans la
chaux. Mais le plâtre a quelque
chofe de bien plus dangereux, en
ce que ces vertus de la chaux font
paffives, au lieu qu'il en eft une
dans le *plâtre* des plus actives & des
plus puiffantes, c'eft une *élafticité*
manifefte, qui rend le maniement
& le contact du plâtre infiniment
dangereux. En voici la preuve :
Qu'un vieux bâtiment foutenu par
des colomnes, qui viennent à manquer, & le menacent de ruine, il a
befoin d'étaye, jufqu'à ce qu'on ait ré-
tabli ou fubftitué d'autres colomnes.
Or c'eft un ufage parmi les Architectes d'unir ou de faire joindre les
colomnes au bâtiment qu'elles doivent foutenir, avec du plâtre, préférablement à la chaux. C'eft que
l'obfervation leur a appris, que le

plâtre fait tellement relever toute la maſſe du bâtiment qui alloit tomber, que les étayes ſe ſeparent d'euxmêmes du bâtiment qu'ils ſoûtenoient. Au lieu que quand ils emploient la *chaux* pour faire joindre les colomnes aux bâtimens qu'elles ont à ſoûtenir, les étayes demeurent tellement en ſouffrance par le poids du bâtiment que la chaux laiſſe affaiſſer, qu'il faut employer la force pour ſeparer ces étayes, & leur faire quitter priſe d'avec le bâtiment que l'on a relevé.

On comprend ſans doute de quel effet doit être ſuivi le reſſort du plâtre lorſqu'il affecte les vaiſſeaux & principalement ceux du poumon; car la vapeur du plâtre ſuivant l'air qui entre dans les bronches du poumon, & venant enſuite à déployer ſon élaſticité contre les parois de ces canaux qui ſont les premiers organes de la reſpiration, il ſe fait alors une telle compreſſion dans les vaiſſeaux ſanguins & nerveux, que la circulation du ſang & des eſprits ſe trouvera tout à la fois arrêtée ou extrêmement génée. Faut-il après

cela s'étonner si l'on voit les plâtriers devenir *asthmatiques*, *cachectiques*, & enfin mourir malheureuse-
ment ? *Galien* & les Médecins venus depuis lui, ont proposé des
spécifiques contre les impressions
du plâtre, les uns conseillent l'usage de la lessive de *cendres de sarment*,
d'autres préfèrent cette cendre en
substance, & d'autres recomman-
dent les *crotes de souris*. Mais l'Auteur des Maladies des artisans pré-
fère à toutes ces drogues l'huile d'a-
mandes douces, & les émulsions
communes dont il a vû de bons
effets.

La chaux a de sa part de grands
dangers, car sa vertu desséchante
va jusqu'à un tel point sur les parties nerveuses, que, suivant l'observation d'un grand Praticien * , *Amatus
Lusita-
tout le cerveau en souffre, de ma- *nus.*
nière que le principe des nerfs s'af-
foiblissant, toute l'œconomie animale tombe en ruine, & en particulier le poumon se trouve atta-
qué au point que la phthisie s'en-
suit ordinairement. De-là vient que
suivant la remarque d'un célébre

* Paul. Zach. Q. Med. leg.

Auteur *, les villes bien polissées ne doivent point souffrir dans leur enceinte les *chaufours*, comme on les appelle, ou les fours à chaux. Bien plus, il est ordonné par la Police que ces fours ne soient point trop proche des villes, parce que les fumées ou vapeurs qui en sont très mal-faisantes se font sentir de loin. A quels dangers donc ne seront pas exposés les ouvriers qui fabriquent la chaux ? Ils ne peuvent rien faire de mieux que de prendre fréquemment des tisannes faites avec les *guimauves*, les *violiers* ; l'usage habituel du *beurre frais* est encore bon dans le régime de ces ouvriers, & sur le tout, le *lait de vache* noyé dans beaucoup d'eau, parce que rien ne remédie plus promptement, selon *Ramazzini*, à la sécheresse de la gorge ou à l'irritation du poumon.

III. Carriers, tireurs de puits.

Il me semble que j'ai assez parlé de l'effet ou de l'impression de la chaleur & du feu sur le corps des artisans qui y sont exposés par leurs métiers : si l'on joint à ceci ce qui a été dit ailleurs des maladies inflammatoires, on y trouvera de quoi

aider les Pauvres en plus d'une maniere. Mais il eſt d'autres infirmités
très-dangereuſes que contractent
ceux qui ſont obligés de travailler
dans des endroits humides, froids,
& dans des ſouterrains ; tels ſont
les *carriers* & les *cureurs de puits*, dont
les maladies habituelles prennent
leur origine dans l'impreſſion d'un
air renfermé, froid & peſant auquel leurs corps ſont expoſés. Car
quelle convenance peut-il y avoir
entre la qualité pure, lucide &
æthérée des eſprits animaux qui ré-
giſſent les organes de la vie, & ces
vapeurs noires, ſulphureuſes, ſali-
nes & peſantes qui rempliſſent ces
antres empoiſonnés ? Quel plus dangereux *contraſte* peut-il arriver dans
l'œconomie animale ? D'un autre
côté quel dérangement ne ſouffre
pas la tranſpiration dans un ouvrier qui ſe trouve obligé à reſpirer
habituellement un air froid & humide ; & enfin par rapport aux
corps de ces pauvres malheureux,
quel étrange poids ſur toute leur
peau, laquelle étant comprimée
par un air groſſier & épais, ne

donne point d'iſſue à l'évaporation
des ſucs qui ont à tranſpirer, pendant qu'un air de pareille qualité
froide & épaiſſe, s'appeſantit inté-
rieûrement ſur le ſang ? Alors donc
l'attenuation du ſang venant à s'altérer dans le poumon, c'eſt l'origine des affections *aſthmatiques*, *ca-*
chectiques, *rhumatiſantes*, auſquelles
deviennent ſi ſujets ces ſortes d'artiſans. C'eſt la condition des *cureurs*
de puits, auſſi deviennent-ils ſi infirmes, qu'il eſt fort ordinaire de les
voir mourir à 40. ou 50. ans. Obſervation qui revient à celle qu'on
a faite ſur ceux que leurs profeſſions
obligent à être ſouvent ſous terre,
comme dans les mines. L'on a remarqué que tous ces métiers ſont
très-meurtriers, & rarement on voit
ces ſortes d'ouvriers parvenir à un
certain âge. M. Ramazzini conſeille
aux cureurs de puits, pour prévenir
autant qu'il eſt poſſible les maux
dont ils ſont menacés, de ſe munir
en deſcendant dans les puits d'un
petit ſachet pendu à leur cou, dans
lequel on aura enfermé une gouſſe
ou deux d'*ail* pilées avec un peu de

camfre : ils fe frotteront encore le
nez & les tempes avec un peu d'eau
de vie camfrée ou quelque efprit de
vin aromatique. L'ufage du *tabac*
en fumée ou par le nez eft encore
un préfervatif qui fe porte conti-
nuéllement en poche ; car un cureur de puits peut y defcendre en
fumant. Enfin ils prendront en def-
cendant dans le puits une cuillerée
d'*eau thériacale*. Si en fortant ils fe
trouvoient trop mal , il faut au plûtôt les mettre au lit , leur faire boire beaucoup d'eau bien chaude , ou
d'infufion de petite fauge ; on les
frottera par tout le corps avec une
ferviette ; on leur lavera les bras &
les jambes avec du vin chaud ou
quelque vin aromatique ; on leur
appliquera des ventoufes féches , &
le cas y échéant , l'on en viendra à
la faignée pour dégager le fang en
même tems qu'on leur fera avaler
un gros de confection d'hyacinte
avec douze grains de la poudre de
la *Comteffe de Kent* , dans un verre
d'eau de *chardon beni.*

C'eft un reméde fort utile en pareil cas que la friction par tout le

corps, comme on l'a dit, quand un cureur de puits s'eſt trouvé extraordinairement incommodé au ſortir d'un puits où il aura eu à ſouffrir beaucoup. Mais ce ſeroit une excellente pratique pour tous ces artiſans, & même pour les *briquetiers*, les *chaufouriers* & les *plâtriers*, de s'accoutumer à ſe frotter, ſur-tout les ſoirs à la fin de leur journée, les bras & les jambes; car rien ne les délaſſeroit tant, parce que ces agitations des muſcles & des parties frottées, contribueroient ſingulierement à décraſſer les pores par le frottement de quelque toile un peu rude. Ce conſeil eſt très-ſalutaire, c'eſt le même que le Médecin *Portius* donnoit aux ſoldats de l'Empereur: & ſi des ſoldats ſont ſuſceptibles de pareils avis, on peut fort bien en conſeiller la pratique à des ouvriers qui ſont chez eux, avec tout le tems & la facilité qu'exige une telle opération.

IV.
Marbriers,
Statuaires, Tail-

Une autre obſervation à faire au ſujet des ouvriers qui travaillent aux carrieres, c'eſt de les prémunir contre les vapeurs qu'exhalent de certaines

taines pierres. Car tout étant *tranf-* leurs de
pirable dans la nature jufqu'aux mar- pierres.
bres les plus durs, il eft des exhalaifons qui fe communiquent aux
ouvriers dans de certaines carieres.
En pareil cas l'application du petit
fachet pendu au col, contenant
quelques *gouffes d'ail malaxées* avec le
camfre, peut avoir de grandes uti-
lités : il faudroit auffi avoir foin de
fe frotter avec quelque efprit de
vin aromatique, & cela pour fe
faire une *atmofphere artificielle* qui fer-
ve de préfervatif contre l'air malfaifant qui les environne. Ce n'eft
pas tout ce qu'il y a à craindre de
la part des pierres ; les ouvriers
qui ont à les tailler, comme font
les *ftatuaires* & les *marbriers*, ont à fe
garder d'une poudre fine & impal-
pable qui fe détache de ces fortes
de matériaux, de maniere que fans
qu'ils y penfent, il s'en forme comme des graviers dans le poumon,
dans l'eftomac & ailleurs ; & de-là
fe font des concrétions pierreufes.
Et en effet, c'eft par-là qu'un Auteur
célébre * prouve que les pierres * *Fa*
qui fe forment dans le corps hu- *delinus.*

Tome II. F

main , ne se font pas toujours par
la faute du sang & des humeurs.

* Die-
merbroekUn autre célébre Anatomiste * ,
rapporte qu'il a disséqué un corps
de ces sortes d'ouvriers , dans lequel il sentoit que son scapel labou-
roit , pour ainsi dire , dans les viscéres , comme à travers d'une terre
sabloneuse. L'on a là-dessus d'autres observations encore , qu'il seroit trop long de rapporter ici ;
mais du moins tout cela prouve
que l'on ne peut trop recommander
à ces ouvriers de boire assidûment
de l'eau chaude pendant leur travail , & même de se mettre dans
l'habitude de prendre souvent de la
casse en bol avant leur repas , ou
bien d'avaler de l'huile d'amandes
douces de tems en tems , & tout
ceci pour empêcher que cette poudre ne s'amoncelle dans l'estomac ,
& pour l'entraîner par les selles.
Les *statuaires* qui emploient le plâtre
à faire leurs statues ou leurs bustes,
ont quelque chose de semblable à
appréhender ; car il s'élève aussi
continuellement du plâtre qu'ils
mettent en œuvre , une poudre fine

qu'ils respirent, laquelle endommage leur poumon : ainsi ils ont besoin des mêmes précautions que les *marbriers* & les *tailleurs de pierres.*

Mais si les marbres & les pierres transpirent des matieres dangereuses à la santé, les terres ont aussi leurs exhalaisons qui sont à craindre à ceux qui creusent la terre, comme sont les ouvriers qui creusent des puits nouveaux, ou qui en r'ouvrent lorsqu'ils ont été bouchés pendant des années. Ce sont des vapeurs étouffées, plus ou moins minerales, lesquelles sortant des terres qu'ils ont à remuer, peuvent les tuer sur le champ, ou les empoisonner pour le reste de leur vie, par les infirmités qui leur viennent par le remuement de ces endroits. Le reméde à de si grands maux consiste à se précautionner, non de la part des drogues, mais par de sages prévoyances qui rendront impuissantes ces exhalaisons. Si donc un ouvrier a un nouveau puits à creuser, il doit autant qu'il peut s'assurer de la nature du terrain qu'il a à ouvrir. Pour cela il faut tâcher,

V.
Ceux qui travaillent dans la terre.

s'il y a quelques montagnes voisi-
nes, de se mettre bien au fait des
qualités des matieres qu'elles ont la
reputation de contenir, par exemple, les unes paſſent pour renfermer
les matieres plus ou moins minerales, *ſulphureuſes*, *mercurielles* ou
plombées, *nitreuſes* ou *vitrioliques*, qui
influent dans les terres voiſines &
dans les eaux qui les pénétrent ou
qui les traverſent. Dans ce cas, &
même en tout tems, la précaution
n'eſt jamais blâmable dans ces ouvriers d'avoir ſoin de ne creuſer la
terre qu'à différentes repriſes, & à
chaque fois qu'ils ſe repoſeront,
de faire bruler de la poudre à canon, ou choſe ſemblable dans un
creux de quelques pieds, qu'ils auront fait d'abord; ainſi pénétrant
juſqu'à la veine d'eau qu'ils cher-
chent, ils y parviendront ſûrement
pour leur ſanté, pourvû que ce ſoit
à travers un air qu'ils ſe feront fait
en brulant de tems en tems de la
poudre à canon dans la foſſe qu'ils
auront creuſée. C'eſt une ſemblable
précaution que doivent prendre ceux
qui ont à r'ouvrir des puits qui au-

ront été bouchés depuis longtems ;
c'eſt d'y jetter avant que d'y deſcendre des matieres combuſtibles &
allumées ; qui conſtituant par leur
fumée une eſpéce d'atmoſphere nouvelle , corrigent le mauvais air qui
s'eſt amaſſé dans le creux que l'on a
tenu bouché pendant des années.
On peut employer pour cela quelques petits fagots de bois odorife-
rans , comme du ſapin , du genie-
vre , des bottes de papiers enflammées ; ou bien un flambeau allumé
qu'on y deſcendra renverſé & attaché à une chaîne de fer. L'ouvrier
après cela riſque moins à ſe com-
mettre à une telle épreuve : mais
le moyen le plus ſûr pour connoître
au juſte la qualité de l'air ſur lequel
on a quelque ſoupçon , ce feroit
d'y deſcendre un chien ou un chat
enfermé dans un panier à jour. Car
l'on jugeroit de la nature de l'air
qui eſt renfermé dans ce creux , par
l'effet qu'il feroit ſur les corps de
ces animaux. Je ne crois pas que
l'on trouve mauvais tous ces petits
détails auſquels je m'arrête pour des
ſujets auſquels le monde commu-

némént ne fait pas grande attention ; quoiqu'il y ait des mêtiers
vils & bas, ils font cependant néceffaires : d'ailleurs la vie des ouvriers,quels qu'ils foient, n'a rien de
vil, elle eft autant de l'inftitution
du Créateur que celle des puiffans
du fiécle, & un Médecin a autant
à répondre de la vie des Pauvres,
que de celle des Princes.

VI.
Ouvriers qui cu-rent les égouts, les re-traits, &c.

Voyez Caffiodo-re, *l.* 3. *ep.* 30.

Les ouvriers qui travaillent à cu-
rer les égouts, & principalement
ceux qui font établis pour nettoyer
les retraits, meritent une attention
particuliere ; & en effet ce feroit
une injuftice bien criante que de
manquer d'égards pour de pauvres
malheureux qui hazardent leur
fanté & leur vie pour la commodité du genre humain. On n'auroit
peut-être jamais crû qu'une profeffion auffi fale & auffi baffe, pût
avoir quelque chofe d'intéreffant
pour la Phyfique, & qui fût au-
deffus de fes lumieres. C'eft pourtant ce qui arrive par l'obfervation
conftante rapportée & confirmée
par l'Auteur des maladies des Artifans. Ayant donc voulu fçavoir

par lui-même d'un vuidangeur dans
le tems qu'il étoit à travailler dans
la foffe, pourquoi il le faifoit avec
tant de précipitation, ce pauvre
malheureux lui répondit que c'é-
toit pour en fortir au plûtôt afin de
fauver fes yeux. En effet cet Auteur
ayant interrogé plufieurs aveugles,
qui demandoient leur vie en quê-
tant par la ville de *Modene*, fur ce
qui leur avoit occafionné la perte de
la vuë, il apprit de ces mandians
qu'ils avoient perdu leurs yeux en
travaillant dans les égouts. Tous ces
ouvriers de *baffes œuvres* avouent qu'il
n'y a que leurs yeux qui fouffrent
des vapeurs qui s'élèvent des ordures qu'ils nettoient ; de forte que ni
le *poumon* ni aucun autre vifcére n'en
fouffre rien. L'on demande donc à
la Phyfique médicinale la raifon du
choix que font les yeux des vapeurs
acides & mordicantes de ces ordures, fans intéreffer aucunement ni
le cerveau ni la poitrine, &c. L'on
fçait les antipathies du *lierre marin*
avec les poumons ; des *cantarides*
avec la veffie ; de la *torpille* avec le
genre nerveux qu'elle engourdit par

son seul contact ; & sur toutes ces
antipathies , l'on n'allégue guère que
des *vertus occultes* , des *je ne sçais quoi* ,
des rapports secrets ; & l'on ne voit
pas trop comment cette science si
orgueilleuse pourra rendre d'autre
raison d'une difficulté qui lui vient
de la part du plus bas des métiers.
Elle se sauve pourtant à la lueur des
lumieres de sa partie *expérimentale*.
L'on sçait (parce qu'on l'a remarqué dans des contagions ,) que les
odeurs de telles ordures écartent la
peste ; de sorte que le venin de cette
maladie ne prend presque pas sur
les corps de ceux qui habitent les
lieux qui en sont si vilainement par-
fumés. Bien plus , il se trouve des
Auteurs qui n'ont pas craint d'assurer que le spécifique contre la peste
étoit renfermé dans ces sortes de
matieres. Y auroit-il une preuve
plus sensible que les viscéres du corps
humain se trouvent dans quelque
sorte de sympathie, ou, si on ose le
dire , d'intelligence ou de complai-
sance avec les ordures qui sortent
par les selles , comme pour leurs
œuvres ou leurs productions ?

Quoi

Quoi qu'il en foit, l'on demande les remédes à cette étrange *ophthalmie*, & le Docteur *Ramazzini* les a appris du vuidangeur qu'il interrogeoit dans la foſſe : *C'eſt*, lui répondit ce pauvre malheureux, *qu'au ſortir de cette infame beſogne, j'irai m'enfermer dans le lieu le plus obſcur de ma maiſon où je laverai mes yeux avec de l'eau tiéde.* Ce Médécin ajoute que dans la ſuite en traitant ces ſortes de malades, lorſqu'il a trouvé l'ophthalmie trop conſidérable, il n'a pas fait difficulté d'ordonner la ſaignée, pour enſuite employer le vin blanc vieux & bien mûr en façon de *collyre*, pour rappeller à l'organe qui a ſinguliérement ſouffert les eſprits animaux, & comme inviter par cette application ce volatil ſpiritueux à couler plus abondamment du cerveau dans le *nerf optique.* A ceci l'on ajoute un conſeil pour ces pauvres malheureux, c'eſt qu'ils ſe frottaſſent amplement le globe des yeux avec du lait tiéde avant que de deſcendre dans la foſſe, & qu'ils ſe barbouillaſſent les paupieres avec de la crême bien douce, bien nou-

Tome II.   G

velle , pour rompre autant qu'il eſt
poſſible , ou émouſſer le rude abord
de l'action mordicante des ſels qui
s'élèvent ſi abondamment de cette
maſſe d'ordure.

VII.
Les
Plom-
biers, Po-
tiers d'é-
tain ,
Fondeurs
&c.

Voici des vapeurs d'une autre ſorte , car non ſeulement elles s'attaquent à quelque organe en particulier , mais elles ſe prennent préciſément aux cauſes premieres & principales de la vie. Ce ſont les exhalaiſons ou les fumées métalliques ou
minerales , ſoit *mercurielles* , ſoit *vi-*
trioliques , ſoit *nitreuſes* , qui s'élèvent
des matieres que travaillent certains
ouvriers qui s'empoiſonnent dans
leurs maiſons auſſi malheureuſement
que le font ceux qui travaillent aux
mines. Ces ouvriers ſont les *plom-*
biers , les *potiers d'étain & de terre* , les
fondeurs de cloches & de *canon* ; enfin
ceux qui travaillent aux *monnoies* ,
ſoit pour faire la ſéparation des métaux , ſoit pour opérer des alliages.
De tous ces métaux donc mis en
fonte & ainſi développés par le feu,
il ſe porte dans le genre nerveux de
ces ſortes d'ouvriers des *volatils mi-*
neraux , qui pervertiſſent le *ſuc ner-*

veux dans fa *crafe*, dans fes qualités
& fa circulation, jufqu'à tel point
que toute l'œconomie animale fe
bouleverfe par les affreux maux que
contractent ces artifans. Le *plomb* &
l'*étain* fourniffent fur-tout & abondamment de ces vapeurs, & c'eft
pourquoi les plombiers de profeffion & ceux qui emploient le plomb
comme les *potiers de terre* & les *potiers d'étain*, tombent en peu de tems
dans des paralyfies qui les tiennent
eftropiés pour le refte de leur vie.
C'eft l'effet du *faturne* ou du *plomb*,
puifque fa vapeur, quand il eft fondu, fixe le *mercure*, fuivant l'obfervation du célébre *Boyle*. De même
le plomb fondu entre les mains &
fous le nez des plombiers & des artifans de même genre, répand dans
leur cerveau une vapeur de *faturne*,
qui fait fur les *efprits animaux* ou la
lymphe nervale le même effet de *fixa-
tion* qu'opére fur le *mercure* la vapeur
du plomb fondu. C'eft pourquoi ils
deviennent *cachectiques*, bouffis, avec
un tein livide, tous fymptomes qui
dénotent la gêne que fouffrent le
fang & les efprits, & qui annon-

cent à ces pauvres malheureux une
suite d'infirmités auffi longue que
leur vie. Or ces vapeurs ne font pas
toutes les mêmes, elles font quelquefois *mercurielles*, *vitrioliques*, *ni-*
treufes ou *arfenicales*. Semblables en
cela à ces minieres qui empoifon-
nent ceux des Verriers qui travaillent les criftaux, ou qui colorent
les verres ; car cette maffe vitrifiée
qui n'avoit ni odeurs, ni couleurs,
ni fumée par elle-même, n'eft pas
plûtôt mêlée de *borax* & d'*antimoine*,
qu'elle répand ces *halénées* empoifonnées qui ruinent la fanté de ces
ouvriers. Pour ce qui regarde les
potiers & les *plombiers*, il arrive fouvent, dans leurs entrailles de telles
irritations, que le genre nerveux fe
foulevant contre elles, il en réfulte
les *coliques* les plus cruelles & les
plus difficiles à guérir, & ce font
celles qu'on appelle en effet *coliques*
de potiers en Médecine. Ces accidens
font les plus ordinaires parmi ces ouvriers ; mais ils ne font pas les feuls,

V. Ett- témoin l'obfervation d'*Ettmuller* tou-
muller, chant ce Potier d'étain qui devenoit
colleg.
confult. *noctambule* pendant 24. heures, lorf-
cafus 17.

qu'il travailloit fur l'étain. Car c'eft
l'effet, dit ce fçavant Auteur, des
fumées matérielles des métaux, &
en particulier de l'abondant volatil
antimonial que contient l'étain ; volatil, qui étant mêlé avec le *nitre*,
acquiert une vertu *fulminante*. Après
quoi il n'eft plus étonnant qu'il s'en
élève des *explofions* par-tout le genre
nerveux. Une autre maladie prend
quelquefois aux *potiers de terre*, ce
font des vertiges dont font affez
fouvent attaqués ceux qui travaillent à la roüe, & dans d'autres, ce
font des étourdiffemens qui font fuivis d'affections ou d'accès épileptiques. Enfin on obferve que ceux qui
verniffent de mercure les glaces
pour les miroirs, non feulement
deviennent fujets aux *afthmes*, aux
ftupeurs, ou engourdiffemens des
membres, mais encore on les voit
quelquefois tomber en *apoplexie* dans
le tems qu'ils appliquent le mercure
fur le revers des glaces qui doivent
faire les miroirs. Il faut encore
ajouter à ces ouvriers ceux qui font
métier de broyer les couleurs ; car
les vapeurs *arfenicales, mercurielles,* &c.

qui s'élèvent des matiéres qui se
broient sous leurs yeux & par leurs
mains les empoisonnent, s'ils ne se
précautionnent contr'elles.

Ces précautions sont aussi anciennes que les tems où l'on a travail-
lé aux mines. Car l'on voit comment les ouvriers qui se sacrifioient
à cette profession se couvroient les
mains & les bras de gans, les jambes & les piés de brodequins, les
cuisses de cuissards, indépendamment des sortes de calleçons qu'on
leur faisoit; enfin c'étoit des mas-
ques de verre, ou de certaines ves-
sies dont ils se couvroient les yeux,
le nez & tout le visage, sans leur
permettre de rien voir que le plus
nécessaire pour conduire leurs travaux. Les artisans d'aujourd'hui qui
sont exposés à ces dangereuses vapeurs, trouvent dans ces sortes de
préservatifs de quoi rabattre en partie la malignité de ces vapeurs. Et
en effet le plus grand reméde seroit
celui qui pourroit les garantir, d'autant plus que le malheur le plus
affligeant dans les maladies qui les
accablent, c'est que la Médecine

ne paroît pas jufqu'à préfent leur avoir donné des fecours auffi effi-caces que leurs maux font grands. On les donne donc dans le public pour incurables, après quoi on fe difculpe, en difant qu'*Hippocrate*, après avoir dit qu'il faut fçavoir diftinguer les maladies incurables, ajoute qu'il faut s'en tenir aux re-médes palliatifs, ou à ceux qui font moins capables de faire mal. Ce-pendant a-t-on fidélement prati-qué cet avis d'*Hippocrate*, pour la cure des maux que l'on contracte en travaillant fur les mineraux? L'on avoit fagement fait remarquer en parlant des maladies que prennent les Chymiftes auprès de leurs four-neaux, qu'ils étoient obligés de quitter leurs grands *arcanes* pour fe renfermer dans les remédes *galéni-ques*, parce qu'ils y trouvoient des fecours plus réels que dans les re-médes ou préparations Chymiques; ne feroit-ce donc point pour s'être trop oublié fur cette obfervation, qu'il eft fi rare de voir guérir de leurs maladies les artifans qui tra-vaillent fur les metaux ou qui les emploient ? Car deux erreurs capitales poffedent les efprits à ce fujet ; ce font des mineraux, des metalliques, des vitrioliques, &c. dont on releve les vertus contre les mauvais effets que ces mêmes mineraux ont commis ; ce font des *huiles de tartre*, des *efprits de vitriol*, des *volatils les plus explofifs*, les *mercuriels* ; & au par-deffus fouvent tous purgatifs les plus violents, fçavoir : les *turbits*, les *antimoniaux*, les préparations de mercure purgatives, que l'on préfére ; parce que l'on donne aux drogues une aveugle confiance, & qu'on les juge les plus propres à combattre la malignité des mineraux. Les fuccès l'ont-ils prouvé ? Et au contraire tous ces maux ne font-ils pas demeurés ou mortels ou incurables ? D'ailleurs cette idée de malignité eft-elle bien fondée ? A-t-on fait à ce fujet toutes les réflexions néceffaires ? On le croiroit à voir la façon dont on fe comporte aujourd'hui ; car il eft d'ufage parmi les fauteurs de la Chymie, de s'occuper uniquement des moyens de rabattre la malignité. Mais en fuivant

cette vue incertaine, on laiffe fûrement gagner le fond du mal ; fçavoir, l'inflammation du fang, &
l'irritation du genre nerveux, chofes qui fe préfentent d'abord, & qui
tuent ou eftropient les malades,
avant que le Médecin ait découvert dans ces drogues chymiques,
le *fel*, l'*acide* ou l'*alkali*, le *fixe* ou le
volatil ; le fulphureux ou le balfamique qui doit être oppofé aux faveurs contraires que l'on cherche
ou que l'on devine dans le fang ou
dans les humeurs. Rien ne répand
plus de doute, d'obfcurité & par
conféquent plus de dangers & d'in-
fidélités fur la Médecine que l'on
pratique fur les artifans qui travaillent ou qui manient les mineraux.
L'autre erreur auffi pernicieufe pour
le moins, c'eft le décri où l'on met la
faignée dans ces maladies, dans lefquelles on répete en toute occafion qu'elle y eft dangereufe, comme on l'en accufe dans toutes les
maladies malignes ; & cela parce
qu'on ne rencontre point en elles
ce qu'on fe propofe d'y combattre ;
fçavoir, la malignité dont l'on s'oc-

cupe uniquement. Cependant quelque confiderable qu'elle pût être
cette malignité, rien ne doit être
plus certain pour la conduite d'un
Médecin que ce qu'il voit & ce qu'il
touche ; fçavoir, l'ardeur, l'inflammation & l'irritation convulfive des
parties, dont les attitudes font connoître l'état & la caufe qui les tient
dans ces difpofitions contraires à leur
état naturel. Eft-il donc fi difficile de
comprendre combien le fang intercepté par fes directions changées
dans fa circulation, caufe de *congeftions phlegmoneufes*, & vraiment inflammatoires ? Une telle certitude
devroit-elle faire appréhender la
faignée ? Au contraire quelle affreu-
fe incertitude de la part des remédes
que l'on cherche, fans les avoir encore trouvés, pour les oppofer aux
faveurs ou qualités malignes des humeurs auxquelles on attribuë les
maladies des artifans qui travaillent
fur les metaux ? Mais toutes ces maladies pour être bien comprifes,
doivent être rapportées aux affections de poitrine, fuivant le confeil
Pag.498. du Docteur Ramazzini *. Or ces

affections dans les artisans sont la
plupart indépendantes des humeurs,
parce qu'elles n'y contribuent qu'en
second, au lieu qu'en premier ce
sont, suivant la remarque de *Van
Helmont*, des *asthmes* secs, ou suivant celle de *Vuedelius* des asthmes
de montagne *, comme on le trou- * Patho-
ve prouvé dans des Traités faits ex- log.
près *. Dans ces incertitudes, le * Ramaz-
plus sûr pour un Médecin qui veut *zini, pag.*
guerir son malade, c'est d'appren- 480.
dre d'Hippocrate, non ce qui fait
précisément la cause des maladies
de ceux qui travaillent sur les mineraux, mais d'observer, comme
il a fait, l'état des viscéres tel qu'il
nous l'a laissé dans le portrait qu'il
fait d'un ouvrier sur les metaux :
Vir metallicus, dit-il, *hypochondrium* Hippoc.
dextrum intentum, splen magnus, alvus Epid. 4.
intenta, subdura, spirituosus, decolor, n. 13.
&c. Ce portrait fait par ce grand
maître en médecine, me fournit
deux observations qui montrent le
faux de la pratique que l'on suit parmi les Chymistes pour le traite-
ment de ces maladies, sur lesquelles ils se sont donné un ascendant

qu'ils méritent peu, & auquel cependant on s'est trop livré. La première réflexion c'est que ces ouvriers sur les metaux font tous *pouf-fifs*, *anhelofi* : là deflus se demande s'il est une disposition en maladie, où la saignée soit plus constamment & plus généralement adoptée qu'en cas d'oppreffion. Cependant c'est précisément la saignée qu'interdisent tous les Médecins Chymistes avec le plus de soin, dans les maladies des artisans qui travaillent sur les metaux. Est-il donc étonnant que ces pauvres malheureux restent *asthmatiques* pendant toute leur miserable vie ? L'autre réflexion à faire sur l'obfervation d'*Hippocrate*, c'est que les viscéres se trouvent durcis & defséchés, sur-tout le foye, & tout le bas-ventre ; sont-ce là des indications pour exclure la saignée, & pour s'autorifer à donner tous rémédes brulants & defféchants, comme l'on fait si hardiment dans les maladies de ces pauvres malheureux ? parce, dit-on, qu'étant de pauvres gens pour la plupart, ils n'ont pas le tems

d'être long-tems malades. C'eſt
pourquoi, ajoute-t-on, il faut prendre une méthode abregée pour les
traiter ; & cette méthode conſiſte
dans l'uſage des remédes chymiques les plus irritants, ſur-tout ceux
qui ſont pris d'entre les *antimoniaux*,
& ſur le tout en s'abſtenant de la
ſaignée *. La méthode certes eſt
abregée, mais eſt-ce pour finir la
maladie ou la vie du malade ?

* v. *Ra-*
mazzini,
pag. 489.

Il reſte à conclure de tout ceci,
que la bonne maniére de traiter
ces maladies, c'eſt, non d'en éplu-
cher les circonſtances de malignité,
mais les impreſſions qu'y ſouffrent
les viſcéres ; impreſſions par leſquelles les malades ou périſſent ou
languiſſent : voila ce qui doit régler les indications de la cure. Ainſi
un malade empoiſonné par la vapeur, ſoit du *mercure*, ſoit du *plomb*,
ſoit du vitriol, &c. doit être principalement traité, comme l'on traite
en bonne Médecine les *aſthmatiques*,
en qui le ſang eſt intercepté dans
ſon cours, & dans le poumon ; &
les nerfs réduits à un état *ſpaſmo-*
dique & *tonique*. Ainſi ſuivant cette

idée, fans craindre ni l'ufage des faignées réitérées, ni celui des *cal-mants-narcotiques-cordiaux* & *bechiques*, l'on verra ces malades guérir comme tous les autres de ce genre de maladies, autant qu'il fera poffible.

v. *Al-bertus, de vaporum moxâ.*

C'eft par cette défiance juftement prife contre les remédes des Chymiftes dans ces fortes de maux, à l'exemple de grands Praticiens, que l'on a eû la confolation de voir guérir par les remédes ordinaires, des *vertiges*, des *affections épileptiques*, & des *coliques* les plus cruelles. C'eft pourquoi rien n'eft plus fûr pour la Médecine des Pauvres, que de les avertir des piéges & des dangers des drogues, avec lefquelles on voudroit traiter les maladies qu'ils ont contractées en travaillant ou en employant les mineraux; au lieu qu'ils font certains de trouver infiniment plus de foulagement, & de guérifon même, dans les remédes ordinaires. Or ces remédes font les faignées, les *diapnoïques*, les adouciffants. En effet outre que de bons Praticiens conviennent de l'utilité

de la faignée dans ces maux, l'obfervation qu'ils ont faite * en prou-   * *Ibid.*
ve manifeftement le befoin. C'eft
que l'on a remarqué, que ceux qui
perdent du fang habituellement,
comme par exemple ceux qui ont
des hémorrhoïdes, font bien moins
maltraités par les vapeurs minéra-
les, quand leurs profeffions les engagent à les refpirer, que ceux en
qui la nature n'a point établi ce fecours. De plus les *narcotiques* fe trouvent autant efficaces, & auffi fûrs
dans les douleurs caufées par ces
vapeurs fi dangereufes, que dans
tous les maux *fpafmodiques*, où on
les emploie avec un merveilleux
fuccès. Il refte donc à conclure, que
la méthode de guérir eft la même
dans ces maux, que dans de femblables, qui n'ont pas leurs caufes
dans l'impreffion des vapeurs minerales. C'eft la raifon pourquoi, l'on
ne repéte pas ici les remédes, ni la
conduite qui a été décrite ci-devant,
& à quoi l'on renvoie ceux qui
auront à traiter les Pauvres des maladies caufées par les mineraux. L'on
feroit ravi certainement, d'avoir

quelques bons remédes chymiques
à ajouter à la méthode ordinaire
de guérir; mais il eſt ſi humiliant
pour la Chymie de produire rarement dans ces occaſions des ſpécifiques véritables, qu'il ne s'en préſente preſqu'aucun de raiſonnable.
En effet *Potier* lui-même, ſi célèbre pour la Chymie, fait obſerver
que les tiſannes de *ſaſſafras* guériſ-
ſent les *paralyſies* des potiers de terre.
Liſter recommande ſinguliérement
contre l'impreſſion du *mercure*, la
décoction de *gayac*; & *Albertus*, en
qui l'on trouve ce que l'Ecole du célébre *Stalh* a experimenté de meilleur dans les maladies, recommande ſur-tout les tiſannes de racines
de *bardane*, & de ſemblables plantes, comme auſſi l'eſſence de *pimprenelle blanche*, la teinture de *caſcarille*,
en même tems il avertit des affreux
dangers des remédes chymiques,
pour guérir les maux qu'ont fait les
mineraux. Il eſt vrai que *Fallope* conſeille la poudre d'or contre le mercure. Mais ce remède eſt au-deſſus
des facultés des Pauvres, fût-il
auſſi ſouverain qu'il eſt douteux
qu'il

qu'il ait là-deſſus autant de vertu qu'on lui en donne. L'on vante encore une préparation du *ſouphre ſublimé* de la façon du célébre *Potier* ; d'autres relèvent l'efficacité de l'*antimoine diaphorétique* ; mais ces prétendus ſpécifiques ont fait ſi peu fortune dans la pratique, qu'ils paroiſſent bien plus en diſcrédit qu'en faveur.

Quelques reflexions chymiques ſur la nature des mineraux, font cependant connoître par où l'on peut ſe ſoulager de leurs venins, & ces reflexions ſont fondées ſur trois obſervations. La premiere, qu'un acide virulent & très-actif conſtitue la qualité venimeuſe de la plûpart des mineraux ſulphureux métalliques, & ſur-tout de la nature du *plomb*, en qui abonde * un tel acide. Qu'y a-t-il donc de plus raiſonnable pour écarter ces maux, que ce qui va à affoiblir cet *acre* empoiſonné à force de le délayer ? Ainſi les eaux légerement *laiteuſes*, les *émulſions*, les *laits d'amandes*, les *crêmes de ris* ou de ſemblables graines, les décoctions de *corne de cerf*, les

* *V. Ramazzini.*

solutions faites avec les yeux d'e-
crevisses dans beaucoup d'eau ; tous
ces secours ne sont sujets à aucuns
dangers. Les deux autres observations regardent le mercure : l'aven-
ture d'un singe qui en but & qui en
mourut, est rapportée par *Avicenne*,
lequel ayant ouvert le corps du singe, trouva le sang fixé ou épaissi
dans les ventricules du cœur. Le
mercure qui est le plus pénétrant des
métaux a donc la vertu d'épaissir &
d'arrêter le sang. La seconde est re-
connue par *Fernel*, & confirmée depuis par de sçavans Physiciens Médecins ; c'est que le mercure a quelque chose de *fébrifuge* & de *narcotique*, de sorte que ceux qui l'ont le
plus étudié, ont remarqué qu'il ne
donne pas la fievre, & qu'il appaise
les douleurs. Cela posé, quel parti
doit-on prendre, soit en matiere de
remédes, soit en matiere d'alimens,
pour corriger l'impression du mercure ? C'est de choisir ce qui va à
tenir le sang mollement raréfié &
roulant, pour le relever de l'affais-
sement où tombent ses parties glo-
buleuses, & en même tems ce qui

peut conferver au *fuc nerveux* la fluidité qui en fait la *crafe* naturelle. Telles font dans la nourriture des Pauvres l'ufage des *lentilles*, du *gruau d'avoine*, & une décoction légere d'*efquine* en fait de reméde, y ajoutant celui de la *thériaque*. Car c'eft une erreur groffiere de donner l'exclufion à la thériaque parce qu'elle contient de l'*opium*, puifque rien ne tient le fang plus fluide que l'*opium*. C'eft une raifon d'ailleurs foutenue par l'expérience qui apprend que les *coliques* & les *convulfions* caufées par l'impreffion du *plomb*, dans les *potiers de terre*, & dans les *peintres*, s'appaifent & fe guériffent fans mauvaifes fuites par l'ufage de la *thériaque* ou de l'*opium* rendu cordial, en le mélant avec la confection d'alkermes ou le fyrop d'œillets, dans l'*eau de tilleul*, &c. ou bien, comme on l'a dit ailleurs, par le mélange de quelques gros de *philonium Romanum* dans les lavemens de fleurs de camomille avec les émolliens & l'huile de rhuë.

Les Peintres qui manient continuellement le *minium*, la *cerufe*, le

VIII.
Les Peintres, les

Doreurs, &c. cinabre, &c. sont infiniment sujets aux affections convulsives, maux qui exercent leur rage dans leur bas ventre ; témoin ce Peintre dont * De luc wen. c. 7. Fernel * raconte l'histoire, qui étoit affligé d'une colique, qui lui enfloit si horriblement tout le bas ventre, que rien ne parvenoit à le soulager & à reprimer le volume énorme que prenoit toute cette région, que de faire asseoir quatre hommes sur son bas ventre. L'histoire est d'autant plus surprenante, que ce pauvre malheureux étant venu à mourir, il ne se trouva rien d'extraordinaire dans ses entrailles, parce que tout le mal s'étoit passé par les contorsions des membranes dans le genre nerveux : & là-dessus s'écrie humblement *Fernel* à la maniere des grands hommes, (comme parle Celse,) *L'étrange bévuë où nous avons été pendant cette cure, où nous étions absolument hors de la véritable voye. Omnes aberamus à scopo, & totâ, quod aiunt, viâ errabamus.* Mais d'où venoit cette erreur, sinon d'avoir traité des humeurs, lorsqu'il ne falloit avoir égard qu'à l'état convulsif de tout

le genre nerveux ? Telles font encore les attentions qu'il faut avoir
dans les maladies des *doreurs* , fur
qui le mercure qu'ils manient continuellement, fait de fi étranges impreffions ; il en doit être de même
dans la cure des maux qui prennent
à ceux des *teinturiers* nommés de
grand teint , qui emploient l'*arfenic* ,
dans les teintures des draps. L'*eau
forte* expofe encore à d'auffi cruels
maux , fur-tout à des *phthifies* & à
des *coliques* , les ouvriers qui l'emploient continuellement ou fouvent
dans leurs ouvrages. Tels font les
graveurs qui gravent à l'eau forte ,
& ceux d'entre les *orfévres* qui la
mettent fréquemment en œuvre ,
auffi bien que le mercure & le
plomb : car c'eft de femblables mineraux que viennent ces douleurs de
nerfs , ces rhumatifmes bizarres ,
ces maux de gorge , ces phthifies fi
opiniâtres qui les mènent à la mort.
De-là viennent auffi les mêmes maux
aux *diftillateurs* , foit à eux-mêmes en
perfonne , foit à ceux qui demeurent auprès d'eux ; car ces ouvriers
non feulement y font expofés eux-

mêmes, mais leurs laboratoires y
expofent leurs voifins. Il y a eu à ce
fujet un fameux procès dans le voifinage de Modene à l'occafion du
laboratoire d'un diftillateur, qui
faifoit mourir de *phthifie* tous les
habitans de ce canton, comme il
fut prouvé. Pour ces fortes d'affections phthifiques, rien ne convient
mieux que l'ufage habituel des boiffons laiteufes, fans omettre, fuivant
l'avis du Docteur Ramazzini *, les
remédes ordinaires & connus dans
la bonne méthode : c'eft un avis
que ce fçavant Médecin repete plus
d'une fois. Mais le plus efficace &
le plus fûr, c'eft de confeiller aux
ouvriers qui travaillent fur les métaux ou qui les emploient, de quitter ces profeffions meurtrieres,
quand leurs complexions ne peuvent les foutenir, fans cela on s'expofe à une vie langoureufe & à une
mort prochaine.

Jufqu'ici j'ai parlé des défordres
que caufent chez certains ouvriers
les vapeurs virulentes forties des
mineraux : j'en vais faire voir à préfent d'une autre efpéce ; ce font les

*p. 503.

IX.
Mefu-
reurs de
grains.

vapeurs des grains. Il est certain, &
de plus il est démontré par l'expérience ; que de même que les métaux transpirent, les grains, & en
particulier le *bled*, exhalent aussi des
vapeurs très-malfaisantes. Car chaque grain de bled concentre un volatil très-subtil qui s'évapore à travers l'écorce qui le contient & l'en-
ferme. Or cette vapeur, quand le
bled a été enfermé longtems sur-
tout dans des souterrains ou des
greniers, sans être suffisamment re-
mué ou criblé, est une poudre animée de milliers de petits vermis-
seaux, suivant l'observation du célèbre *Leuvenhoek*, qui leur donne le
nom de *petits loups*. C'est pourquoi
les *mesureurs* & les *cribleurs* de grains
sont sujets à des démangeaisons par
tout le corps, à des acretés de gorge, des maux dans les yeux ; c'est
pourquoi ces ouvriers se plaignent
quelquefois si amérement du désa-
grément de leur profession, parce que
non seulement ils sont habituellement tourmentés par toutes ces différentes incommodités ; mais encore ils voient abréger leurs jours

par des *oppreſſions aſthmatiques* & des *hydropiſies*, qui les menent au tombeau. Le Docteur *Ramazzini* donne à ces ouvriers un conſeil qui peut avoir ſon utilité dans le régime de vie, c'eſt d'avoir ſoin de laver, puis de ſécher le bled, avant que de le porter au moulin : car outre que par cette précaution l'on détruit cette vermine d'où s'engendre la *ca-lendre* dans les greniers, la farine en eſt auſſi plus blanche, plus ſuave & mieux nourriſſante. J'ai remarqué que ces ſortes d'ouvriers ſe mettént autour du col des eſpéces de mouchoirs dont ils ſe couvrent de façon qu'ils ſe préſervent la gorge & les narines pendant tout le tems du travail, après quoi ils ſe lavent les yeux & la gorge avec de l'eau froide, & ils ont grand ſoin de ſecoüer & de broſſer leurs habits. Le Docteur *Ramazzini* ſe répand ici en plaintes très-améres, contre ceux qui ont aboli les bains publics ; *Car ils étoient*, dit-il, *bien moins entretenus pour le luxe & la molleſſe des gens oiſifs, pareſſeux, riches & voluptueux, que pour ſervir à peu de frais à la ſanté de tous les hommes,*

hommes , & en particulier aux preſſans beſoins qu'ont la plûpart des ouvriers de ſe laver des craſſes & des ordures , qui bouchant les pores de la peau empêchent la tranſpiration. Au défaut de ce ſecours qu'on ne peut trop regreter, il conſeille à ces ouvriers de faire un fréquent uſage d'eau d'orge, d'émulſions, de petit lait, de tiſanne de guimauve, avec la précaution d'être bien attentif ſur ſoi-même pour remédier promptement à celui des viſcéres qui paroîtroit particulierement s'endommager.

La malignité qui s'élève du bled ou de ſa farine, ſe manifeſte encore ſur ceux ou celles qui travaillent à faire l'*amidon.* Il eſt vrai que ce n'eſt principalement qu'avec les pieds qu'ils pétriſſent le bled, après l'avoir fait *macérer* dans des vaiſſeaux de marbre remplis d'eau, pour enſuite en tirer la pâte, que l'on fait ſécher au ſoleil. Cette précaution de pêtrir le bled avec les pieds, leur pare ſûrement des accidens ; mais cependant de cette maſſe, qui n'eſt que de la farine mouillée & épaiſſie, il s'élève une vapeur d'un goût fade

X.
Amidonniers.

tirant fur l'aigre , parce qu'il tient
d'un *acide volatil* qui abonde dans le
bled quand on l'a développé par la
fermentation : & c'eft par l'impreffion de ce *volatil* étranger , & non
mitifié ou adouci par la coction ,
qu'il jette ceux qui pétriffent l'*amidon* dans des oppreffions & dans des
toux fi étranges , qu'ils font obligés
d'interrompre ou de quitter leur
ouvrage pour ne pas expirer fur le
champ. Ce qui rend les amidonniers fi fujets à des maux de tête, à
des afthmes & des toux , c'eft parce
que cette vapeur approche fort des
exhalaifons *acides* que répand la fumée du fouphre. À ce fujet le Docteur *Ramazzini* toujours attentif à
la fanté des hommes , avertit que
l'*amidon* n'eft pas auffi fain qu'on le
croit ordinairement dans l'ancienne
& la nouvelle Médecine. Car il y
paffe pour un adouciffant qui tem-
pere les humeurs , pour un aftrin-
gent qui arrête les fluxions, & pour
un vulneraire qui guérit les ulcéres ;
c'eft pourquoi on le cite pour excellent dans les *pertes de fang* , &
dans les *ftranguries*. Galien en fait

grand cas pour toutes ces maladies ;
& l'Auteur * de la Philofophie fa- * *Valle-*
crée lui donne la vertu des plus *fius.*
grands adouciffans fur les humeurs,
par préférence même à tous autres
remédes ; fondé, à ce qu'il croit,
fur le Miracle d'*Elifée*, qui adoucit
avec de la fárine le potage des Pro-
phetes que l'un d'entre eux avoit
empoifonné d'amertume, en y mettant des coloquintes au lieu d'herbes ordinaires. Je réponds à cela
que c'eft un Miracle de celui qui
forme des enfans d'Abraham avec
des pierres ; mais il s'agit ici de remédes qui foient communs dans
l'ordre de la nature, & le Docteur
Ramazzini fait voir qu'il y a dans
l'amidon une acreté qui va jufqu'à
la corrofion. Il le prouve par l'obfervation des blanchiffeufes de menu linge, comme rabats & furplis,
dont la toile fe trouve rongée jufqu'à fe percer, lorfque l'amidon
s'amaffe dans les plis de ces linges.
Il cite auffi à ce fujet un paffage de
Pline, qui porte que l'*amidon* n'eft
point auffi convenable qu'on fe l'i- *Liv. 22.*
magine dans les maux d'yeux & *ch. 25.*

dans ceux de poitrine. Auffi les blanchiffeufes habiles fçavent-elles mêler de la *gomme arabique* avec l'*amidon*, pour en corriger ce qu'il a de corrofif. Un excellent reméde que l'on fait pratiquer aux ouvriers qui travaillent l'*amidon*, c'eft de le faire dans un lieu fpacieux, & jamais dans des endroits trop renfermés ou trop étroits. Au refte quand le mal les gagne, il faut leur faire avaler de l'huile d'amandes douces, des émulfions, des crêmes d'orge, quelquefois un verre de bon vin, leur faifant encor fentir l'*efprit de fel ammoniac*, ou de l'eau thériacale, dont ils feront bien de fe froter les narines.

XI. Boulangers. Hippocrate fait obferver que les profeffions les plus utiles à la vie, font fujettes à de grands inconvéniens. Telle eft en effet la *boulangerie* qui fait de ces ouvriers *des hommes de nuits*; car ils les paffent à faire le païn : un tel dérangement dans la vie des boulangers ne peut être exemt de très-facheux inconvéniens. Car la nuit eft le tems où fe fait & fe confomme principalement l'œuvre de la plus grande transpiration, & il est certain que c'est du dérangement de cette œuvre si précieuse à la santé que viennent les maladies qui attaquent ces ouvriers, d'autant plus qu'exposés continuellement à la chaleur de leur four, puis incontinent après respirant un air froid ; les pleuresies les saisissent bien-tôt avec la fievre qui les accompagne. Si l'on ajoute à cela la quantité de *folle farine* qu'ils avalent & qu'ils respirent, on y verra l'origine des affections de poumon, auxquelles les boulangers deviennent sujets. Leurs yeux enfin, sont aussi exposés à chaque instant, à recevoir des impressions très-malfaisantes, car l'aspect continuel des flammes & des vapeurs de leurs fours, l'ardeur de ces mêmes flammes & la poudre farineuse qu'ils remuent habituellement les rend chassieux. C'étoit pour obvier à cet inconvénient qu'il étoit d'usage chez les anciens que les boulangers s'envelopassent la tête d'un mouchoir. La précaution, à l'embarras près, n'est pas blamable ; mais ces ou-

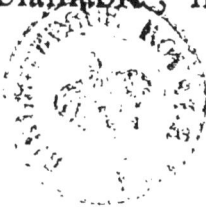

vriers trouveront plus de facilité à
se laver le visage souvent avec de
l'eau, à se gargariser avec de l'*oxi-
crat*, enfin à user d'*oxymel* : du reste
ils se feront traiter avec les remédes
ordinaires en cas de vraies maladies.

XII.
Meu-
niers.

Les maladies des *meuniers* ressemblent bien plus à celles des *boulangers*, depuis la découverte ou l'in-
vention des moulins à vent ou à
l'eau. Car autrefois que ce n'étoit
qu'à force de bras que l'on piloit les
grains, par le moyen des meules,
c'étoit moins un art qu'un suppli-
ce, de maniére que l'on y condam-
noit les criminels & les esclaves.
Témoin l'Histoire de *Samson* que
les Philistins condamnerent à tourner ces meules. Ce metier étoit
donc alors une occasion prochaine
de quantité de maladies des plus
graves. Aujourd'hui les meuniers en
sont quittes pour essuier les infirmités que contractent les boulangers, parce que les uns & les autres sont continuellement parmi la
farine qui incommode leurs poumons. Deux choses pourtant de-

mandent quelques avis de précaution ; c'eſt que les meuniers étant
expoſés ſouvent à porter de peſants
ſacs de bleds , ils ſont toujours à la
veille d'avoir des deſcentes ; pour
y obvier ils feront très-bien de
porter continuellement des ceintu-
res, ou des ſangles très-larges qui
les ſerrant de bas en haut leur affer-
miront les entrailles dans leur ſituation naturelle. Si nonobſtant cette précaution il leur vient quelque
deſcente , il leur eſt de la dernière
importance de ne jamais aller ſans
bandage , pour ne point s'expoſer à
être ſurpris par quelque ſubit étran-
glement de boyau , qui ne man-
queroit pas d'arriver à cauſe des
efforts trop fréquents qu'ils font en
portant des ſacs de bled. Une autre remarque , c'eſt que ſouvent ils
deviennent *ſourds* , parce qu'ils ont
à entendre jour & nuit les bruits
des eaux & des meules de leurs
moulins : pour cela je leur conſeille-
rois de tenir autant qu'ils pourront,
(ſur-tout lorſqu'ils auront à approcher de plus près de leurs meules)
du coton dans les oreilles , de ma-

niére cependant qu'ils puiffent fa-
cilement l'en ôter quand ils forti-
ront d'auprès de leurs meules.

Il eft encore une obfervation affez finguliére au fujet des meuniers
& des boulangers, c'eft que les uns
& les autres font fort fujets à avoir
des poux. La caufe de cette vermine, n'eft ni obfcure ni incertaine,
Leuvenoeck les met fous les yeux au
moyen de fes microfcopes. Il fait
voir que la poufliére qui fort par
tranfpiration de chaque grain de
bled, n'eft autre chofe que des
milliers de petits infectes qui y four-
millent. Ces infectes impercepti-
bles ne font autre chofe que des
germes d'animaux, qui trouvant
fur la fuperficie de la peau de ces
ouvriers (qui eft continuellement
expofée à fe couvrir de cette pouf-
fiére farineufe) un fuc qui eft four-
ni par la tranfpiration ; ce fuc leur
tient comme lieu de la feve qui for-
tiroit de la terre ; ces germes y
trouvent dequoi s'éclore, fe groffir,
& prendre la forme de ces vilains
infectes. Pour exterminer cette vermine, il faut changer très-fouvent

de linge , & fe laver tout le corps,
& le décraffer avec les décoctions
d'*abfinthe* , *de petite centaurée* , de *ftaphyfaigre* , de *lupins* , ou avec du
fon mélé avec le vinaigre. Si cela
ne réuffiffoit point , il faudroit en
venir à quelques frictions légéres
faites avec l'onguent gris.

L'état des meuniers qui les expofe journellement à porter de lourds
fardeaux fur leurs épaules , me fournit ici l'occafion d'examiner la profeffion des *portefaix* ou *crocheteurs* ,
dont le metier confifte à faire continuellement les efforts que les meuniers ne font que dans quelques occafions. Or ces efforts fe font fur la
poitrine , fur le bas-ventre , fur les
cuiffes , & de plus fur l'épine du
dos ; l'étrange violence par conféquent pour toutes ces parties , &
pour la poitrine en particulier ! Car
autant qu'un crocheteur introduit
beaucoup d'air dans fon poumon ,
lorfqu'il baiffe les épaules pour recevoir quelque rude charge , autant
en fort-il peu par la refpiration ;
ainfi les véficules pulmonaires , &
les vaiffeaux fanguins du poumon

XIII.
Croche-
teurs.

reſtant extraordinairement gonflés, il n'eſt pas étonnant qu'ils ſoient ſujets aux crachemens de ſang : mais ce qui peut plus particuliérement expoſer ces ouvriers aux accidents dont je viens de parler, c'eſt aſſez ſouvent la ridicule vanité qu'ils ont de faire quelquefois *parade* de leurs forces en les mettant à des épreuves téméraires, exceſſives, & qui ne les menent à rien d'utile ou de néceſſaire ; & cependant c'eſt ce qui les jette manifeſtement dans des crachemens de ſang, ou en d'autres facheux maux. *Hippocrate* rapporte la témérité d'un manœuvre, qui ayant fait gageure de lever de terre un âne, le fit avec tant d'effort qu'il fut pris ſur le champ d'une fievre, & d'un crachement de ſang ; *Qui* ⟨*Epid. 4. Num.13.*⟩ *aſinum ex pacto elevavit, ſtatim febricitavit, ſanguis erupit, judicatus eſt, alvus erupit.* Les efforts que font les crocheteurs ſe remarquent particuliérement ſur les cuiſſes : on a trouvé ſouvent dans les corps de ces ouvriers après leur mort des *varices* très-conſiderables, parce que la trop forte contraction où ſe touvent très-souvent les muscles des jambes & des cuisses, empêchant que le sang ne remonte par les veines, il séjourne sur leurs valvules, qui sont contraintes de céder en se relâchant ; & il arrive de-là que le sang devient croupissant & variqueux.

La conséquence naturelle que l'on doit tirer de toutes ces réflexions, c'est que la saignée est absolument nécessaire dans les maladies des crocheteurs, d'autant plus qu'il est ordinaire à ces sortes d'ouvriers, de s'exposer aux plus rudes travaux, ayant le ventre plein de mangeaille, & les vaisseaux pleins de chyle. Le sang abonde chez eux, & en cas de maladie il faut d'abord soulager les vaisseaux surchargés, & c'est l'effet de la saignée.

Il est une espéce de maladie que contractent la plupart des crocheteurs, & qu'ils conservent le reste de leurs jours; c'est qu'ils deviennent *bossus.* On en voit la cause manifeste en ce que le poids des charges qu'ils portent, les faisant courber, ils accoutument l'épine du dos à se

courber & à occafionner des *boffes*.
Le Docteur *Ramazzini* propofe à ce
fujet un problême, qui peut avoir
fon utilité. Pourquoi, dit-il, des
portefaix font-ils obligés de fe courber, & que les femmes de la campagne viennent dans les villes char-
gées fur leurs tétes de fardeaux très-
pefants, & que cependant elles fe
tiennent très-droites? Ce favant Médecin trouve la folution de ce problême dans la ftructure des parties,
ou dans l'équilibre qu'elles ont à
garder. Or les femmes de la campagne fachant s'ajufter leur charge
fur le haut de la tête, elles parviennent à contenir le *centre de gravité*
dans la *ligne de direction*. Au contraire les *portefaix* la rompent par la
pofture qu'ils font obligés de garder, pour fe rendre fupportables
les pefants fardeaux dont on les
charge. Car c'eft un art que de fa-
voir la pofture convenable pour
porter plus légérement un gros far-
deau : *Leve fit, quod benè fertur onus.*
Un portefaix fe fait donc charger
fur le dos, mais également fur les
deux épaules, pour faire des deux

omoplates, comme de larges *bafes*, ou de forts piliers aux fardeaux qu'ils ont à porter. En même tems ils fe courbent, parce que dans cette difpofition leur poumon plus au large (comme l'éprouvent les *afthmatiques* qui fe tiennent courbés) leur rend la refpiration plus facile pendant le tems qu'ils portent leurs fardeaux. 2°. En fe tenant courbés, ils allongent leurs reins en arriére, en même tems qu'ils écartent les cuiffes & les jambes, cherchant ainfi naturellement à donner une ligne ferme ou affurée de direction au *centre de gravité* du poids qui les charge : cependant l'épine du dos courbée s'accoutume à tenir les nerfs qui en fortent, & la moëlle épiniére qui y eft enfermée dans une gêne continuelle ; & cette gêne paffant dans le cours du *fuc nerveux*, & dans les fibres médullaires & nerveufes, elle occafionne les *ftafes* dans lefquelles tombe la circulation des efprits, & où elle fe tient ; ce qui fait la caufe des *boffes* qui reftent à ces pauvres *manouvriers*. Le reméde ne pourroit être que dans la précaution, qui

feroit d'éviter de prendre cette pofture pendant leur jeuneffe ; car
lorfqu'elle eft une fois prife elle fe
perpetuë jufque dans leurs vieux
jours, & elle les confirme dans cet
état de boffe & de courbure. Pour
moi, je fouhaiterois que ces ouvriers
traînaffent plûtôt les fardeaux dans
des carioles à bras, ou dans des
brouëttes, que de les voir toujours
à la veille de s'eftropier : on ver-
roit furement parmi les Pauvres
bien moins de boffus & d'afthmatiques.

XIV.
Porteurs
de Chai-
fe.

Les *porteurs de chaife* font un autre genre d'hommes que le poids
d'une profeffion accable : chez eux
ce font principalement les poumons
qui ont à fouffrir, parce que l'art
de porter plus légérement la chaife, confiftant à fe tenir le plus qu'il
eft poffible le corps ou l'épine du
dos dans fa ligne naturelle de direction, les poumons des porteurs
de chaife qui ont pourtant à fe dilater fouvent par leur travail, ne le
font qu'avec peine, parce que les
poumons trouvent d'autant moins
d'efpace dans la poitrine, que le

corps fe conferve plus droit ; les
maux de poitrine , les oppreffions ,
les maux de côté & les crachemens
de fang qui prennent fi fouvent aux
porteurs de chaife , n'ont point d'autres caufes que l'embarras dans lequel tombe la circulation du fang
dans les poumons de ces pauvres
gens , & dans les mufcles de la
refpiration ou de la poitrine. Si l'on
ajoute à ces inconvénients , l'habitude où font les porteurs de chaife
de s'enyvrer de vin & d'eau de vie ,
on faura pourquoi le fang bouffant
par fa turgefcence , ou trop raréfié ,
paffe alors bien plus difficilement
par le poumon. Le comble du mal ,
c'eft lorfque la chaleur ou la foif
extrême oblige ces ouvriers à boire de l'eau froide ; car le fang
n'ayant jamais plus de difpofition
à s'épaiffir par l'action du froid , que
quand il eft bien échauffé , faut-il
s'étonner fi les fluxions de poitrine
dont font attaqués les porteurs de
chaifes , font accompagnées de fievres fi aiguës , qu'elles les mettent
bien-tôt au tombeau ? Au furplus
ces fortes de maladies ayant été

traitées ci-devant, n'exigent point
ici d'autre conduite ou d'autres remèdes.

XV.
Porteurs
d'Eau.
Les *porteurs d'eau* font des portefaix, qui en effet font expofés aux
mêmes maladies ; mais deux circonftances aggravent les dangers ou
les inconvénients de cette pénible
profeſſion. L'une, c'eſt qu'étant toujours dans le maniement de l'eau,
& expofés à l'aller prendre froide
ou glacée à la riviére, ce font des
occafions qui effectuent fouvent les
menaces des maladies attachées à
leur travail. L'autre circonftance regarde les femmes qui ne craignent
pas de fe faire porteufes d'eau ; cependant comme elles peuvent être
encore en âge d'avoir des enfans,
à combien de malheurs s'expofent-
elles en portant de l'eau dans le tems
que peut-être elles commencent d'ê-
tre groffes. C'eſt donc s'expofer à de
fauffes couches, ou à des avortemens. Quoi en effet de plus capable de précipiter un accouchement
que le poids d'une charge de deux
feaux pleins d'eau, lefquels diri-
geant la ligne du centre de gravité
vers

vers les parties baſſes, occaſionnent
le relâchement de ces parties, d'où
s'enſuit la perte d'un enfant. Le reméde à ces malheurs ne peut être
que dans l'interdiction de porter de
l'eau, que des femmes Chrétiennes
doivent s'impoſer, juſqu'à ce qu'elles ſoient ou dans un état de veu-
vage, ou dans un âge qui les mette
hors de ces craintes.

Je reviens à l'effet des vapeurs XVI.
malignes qui ſortent des végétaux, Cabaretiers,
car les plantes & les arbres ont les Braſſeurs
leurs, celles qui exhalent des *bouis* &c.
de jardin & des feuilles des noyers
du côté qui eſt à l'ombre, ſont très-
malſaines. L'on ſçait encore la pe-
ſtilence, pour ainſi dire, du *ſafran*,
qui rend formidables les lieux où
on le réſerve. Mais ce qui eſt plus
intéreſſant pour la Médecine des
Artiſans, c'eſt que les fruits, comme les *raiſins*, quand ils ſont preſſés
pour faire le vin; l'*orge* & le *houblon*
préparés pour faire la biere, deviennent capables par leurs vapeurs
de faire mourir ſur le champ ceux
qui entreroient imprudemment dans
les celliers où l'on ſerre le vin & la

biere, fur-tout quand ces liqueurs
font nouvelles. Voilà les dangers
aufquels font expofés les *marchands
de vin*, les *braffeurs*, les *cabaretiers*,
mais beaucoup plus ceux qui *diftil-
lent les eaux de vie*; car la vie de ces
fortes d'ouvriers eft une yvreffe de
plufieurs mois, pendant lefquels on
les voit comme *ftupides*, languiffans,
ou engourdis, & fans appetit, ce
qui fait pour eux un état d'infirmité
dangereufe. C'eft ce qui eft prouvé
par ce que l'on remarque dans les
poules, les pourceaux & femblables animaux domeftiques, qu'on
élève dans les fermes, car ils s'en-
yvrent tous en ne mangeant que les
marcs de raifins. Rien ne prouve
davantage la puiffance malheureufe
des efprits vineux; car ce font des
volátils étrangers à la *crafe* du fuc
nerveux, ou contraires aux qualités
des *efprits animaux*. Les nerfs donc
étant remplis d'un tel *volatil*, celui-
ci groffit le volume du fuc nerveux;
& multipliant à l'excès les *efprits
animaux*, il porte le trouble, le de-
rangement & la fédition, pour
ainfi dire, dans le genre nerveux.

Car c'eſt quelque choſe de ſemblable à ce qui arrive dans les ruches
des abeilles où la diviſion & le trouble ſe mettent dans la république
de ces petits animaux , parce que
leur multiplication fait leurs enne-
mis. Or la reſſemblance & l'affini-
té entre le vin & la biere ſont prou-
vées par ce qui arrive au vin quand
la vigne eſt en fleurs , & à la biere
dans le tems que l'orge fleurit , car
alors & la biere & le vin ſont ſuſceptibles d'altération , & elles la
ſouffrent par les exhalaiſons que ces
fleurs répandent en l'air. Ajoutez
que la biere étant bien nouvelle ,
eſt auſſi contraire que le vin à l'eſtomac , comme l'aſſure *Vanhelmon* ,
& en conſéquence à tout l'ordre
de l'œconomie animale.

L'on demande quel reméde il eſt
à propos de faire pour préſerver ou
guérir ces ouvriers ? Ce qu'on peut
leur conſeiller de meilleur , c'eſt
que pendant qu'ils travaillent à di-
ſtiller les eaux de vie , ils ſe privent
de boire du vin ; que dans le tems
qu'ils ont à entonner le vin ou l'eau
de vie , ils détournent leur viſage ;

& qu'ils aient foin de le laver de
tems en tems avec de l'eau froide ;
enfin ils feront bien de fortir de
tems en tems des lieux où fe paffent
leurs opérations , afin de changer
l'impreffion de ce mauvais air. Les
Chymiftes * à leur ordinaire devi-
nent ici des remédes , & parce que
l'odeur des volatils urineux corrige
efficacement les impreffions que font
les vapeurs de l'eau de vie, ils ofent
propofer l'efprit de *fel ammoniaque*.
Au refte l'odeur du *caftor* eft encore
fingulierement recommandée , auffi
bien que l'ufage du vinaigre dont
l'on fe frotte les narines & les mains.
L'ancienne Médecine recommandoit les amandes améres & les
bouillons de choux. Un célébre
Praticien * propofe quantité de remédes fort incertains , & que le
zele pour fes compatriotes paroît
lui avoir infpirés : outre que les
plus fimples font préférables , ce
même Médecin reconnoît comme
le contrepoifon de l'ivreffe l'ufage
de l'oxycrat bû de tems en tems.
Mais ce fiécle a découvert un fpécifique plus affuré & plus prompt

* Etmul-
ler de te-
mul.

* Plater.

contre l'ivreſſe , c'eſt de prendre
quelques taſſes de *caffé* ; car il eſt
étonnant de voir avec quelle facilité il diſſipe les vapeurs du vin , &
rend à l'eſprit & à la raiſon ſa ſé-
rénité.

Ce ſont des lieux chauds & ſecs, XVII.
des airs même brûlans & enflammés, Bateliers,
dans leſquels nous avons vû juſqu'à Pêcheurs
& autres,
préſent les artiſans tomber mala- qui tra-
des : ici ce ſeront des lieux froids vaillent
ſur l'eau.
& humides, & des airs morfondans
dans leſquels l'on va leur voir naître
des maladies. Ce ſont les ouvriers
qui travaillent ſur l'eau ; les *bateliers*,
ceux qui conduiſent les *trains de bois*,
les *pêcheurs*, les *jardiniers*, & les *blan-*
chiſſeuſes ; toutes perſonnes qui ſont
dans l'eau, qui la fréquentent, ou
qui en ſont continuellement mouillées. On en voit beaucoup qui ſont
affligés de *pleureſies*, d'*aſthmes*, de
crachemens de ſang, & de maux de
poitrine. Ici ce ſont particulierement
des *catharres*, des *rhumatiſmes*, des
toux, des maux de côté, des *fluxions*
de poitrine, &c. dont ſont attaqués
ces ouvriers qui vivent continuellement dans des airs froids & humi-

des, ou qui les respirent continuellement.

On voit évidemment ici la preuve du principe que j'ai avancé en
premier lieu dès le commencement
de cet Ouvrage. C'est à la transpiration arrêtée, supprimée, ou en
quelque façon dérangée que j'ai at-
tribué les causes des maladies des
Pauvres. Or ici il est évident que
la *double transpiration* des corps de ces
artisans, l'*intérieure* & l'*extérieure*,
l'une & l'autre sont ou supprimées
ou dérangées dans les uns & dans
les autres, de-là naissent les mêmes
maladies, du moins celles qui sont
de même classe, ou qui appartiennent, soit aux mêmes viscères, soit
aux mêmes régions du corps. Car
ce sont presque toutes affections de
poitrine qui attaquent les ouvriers
dont les professions sont de travailler dans des lieux chauds, & de
s'exposer à des airs froids. Une telle
contrarieté se conçoit en réfléchis-
sant sur l'abondante transpiration
qui doit se faire continuellement
dans la poitrine ; transpiration si
grande, que la nature lui a donné

un ample foupirail & continuellement ouvert, c'eft la bouche par
où s'exhale une fi grande quantité
de vapeurs, qu'elles terniffent ou
obfcurciffent fenfiblement les miroirs, & que fouvent elles fe laiffent fenfiblement appercevoir en
fortant comme une fumée par la
bouche. C'eft donc cette abondante
quantité de vapeurs, laquelle étant
fupprimée ou concentrée dans le
poumon par le contact d'un air
froid, morfondant & humide, devient là matiere des maux de poitrine. Si le contact d'un femblable
air refferre en même tems les pores
de la peau, à quelle *plethore* le fang
ne fe trouve-t-il pas expofé ? Mais
ce font des maux *congeneres*, ou de
femblables efpéces qui s'engendrent
en refpirant un air chaud, fec &
brûlant, comme il arrive aux verriers, aux fondeurs & à tous les
ouvriers qui travaillent à la forge,
& tout cela ne fe fait qu'à raifon
de la double tranfpiration intérieure & extérieure, altérée en quelque
façon. En effet ces vapeurs de feu
étant continuellement infpirées, &

l'air brûlant qui environne l'habitude du corps de ces artifans, étant
renfermé avec eux dans des lieux,
que des fourneaux rendent brûlans,
eft-il plus capable de porter dans la
double tranfpiration des dérangemens mortels ? Car les vapeurs de
feu & de fouphre qui s'infinuent
par la refpiration dans le fang, font
des agents des plus actifs, qui font
gonfler ou raréfier toute la maffe
des humeurs par où fe font tant de
congeftions, phlegmoneufes, ou inflammatoires. Ce même air, à la
vérité, tenant comme *béantes*, ou
continuellement ouvertes les iffues
de la peau, fembleroit aller au-devant du mal que l'air trop chaud
refpiré occafionne ; mais au contraire, les congeftions phlegmoneufes étant excitées dans les vaiffeaux, il arrive d'une part qu'ils
s'engoüent fans pouvoir pouffer jufqu'à la peau les fucs tranfpirables,
en même tems que les pores de l'habitude du corps fe trouvent bouchés ; c'eft que la tiffure écailleufe
de la *furpeau*, fe trouvant deffèchée
par le contact d'un air igné & def-
féchant

féchant, elle empéche la tranfpiration de la matiere qui auroit dû
s'échapper par tous ces petits fou-
piraux. Car autant que la nature les
avoit fait pour être méables fur la
peau, autant le feu des boutiques
ou des fourneaux de ces artifans les
tient clos & bouchés. D'autres fortes d'artifans ou d'ouvriers dont il
s'agit ici, font les *matelots*, les *bate-*
liers, les *charretiers* ; enfin tous ceux
qui travaillent fur les ports ou qui
font employés à conduire les *trains*
de bois : ce font toutes perfonnes, ou
continuellement expofées aux airs
froids, ou continuellement mouillées, foit par l'eau qui dégoute du
bois qu'ils portent, foit parce qu'ils
fe mettent les jambes dans l'eau ;
foit enfin parce qu'ils font prefque
nuds. Cela paroît même par l'exemple des *Apôtres*, lefquels étant de pauvres pêcheurs, étoient nuds quand
ils virent le *Sauveur* qui leur parloit
de deffus le rivage, puifqu'il eft dit
qu'ils fe vêtirent pour aller à lui. Les
pêcheurs font encore une forte d'ouvriers de la claffe que nous traitons
ici, parce que ce font auffi des

hommes d'eau. D'ailleurs il faut obferver que les pêcheurs font fujets
à veiller des nuits entieres. Nous
le voyons par ce qui eft dit des mêmes *Apôtres*, qui répondirent au
Sauveur du monde, qu'ils avoient
paffe toute la nuit fans rien prendre.
Cette habitude de paffer les nuits
eft commune aux *bateliers* & à bien
d'autres qui travaillent fur l'eau ;
c'eft pourquoi il n'eft pas étonnant
que les ouvriers de cette efpèce deviennent fujets à tant de fluxions,
de rhumes, de rhumatifmes, &c.
Au furplus toutes ces maladies demandent à être traitées comme je
l'ai dit ci-deffus, parce qu'elles n'ont
rien de fingulier qui en change le
caractère : ce feroit groffir la Médecine des Pauvres que de repéter
inutilement ce qui a été prefcrit.
Ce n'eft donc que de la Médecine
de précaution dont il faut inftruire
ces artifans ; quoique je me doute
bien qu'ils ne feront rien de ce
qu'on leur confeillera, ce n'eft pas
cependant une raifon de taire ce
qu'il convient de leur apprendre,
parce que ce font des citoyens qu

appartiennent à l'ordre public, & des peres de famille qui se doivent à la subsistance & à l'éducation de leurs enfans. Il est donc du devoir de la Médecine de leur communiquer ici tous les conseils de santé par lesquels ils pourront prévenir la plûpart de leurs maux. Voici les plus essentiels.

Ils doivent se tenir suffisamment vêtus, & se pourvoir de *bottes* ou *botines* pour marcher dans l'eau dans les cas de nécessité : les dangers prochains où ils sont de s'enrhumer, ou prendre des rhumatismes, doivent d'ailleurs les obliger à trois choses. 1°. A avoir pour boire un mêlange de peu d'*eau de vie* dans beaucoup d'eau, préservatif que le Médecin *Portius* conseilloit aux soldats des armées de l'Empereur dont il étoit Médecin. C'est que l'eau de vie n'a point l'*acide* du vin dont la boisson contribueroit à aigrir le sang & la lymphe ; au lieu que l'eau de vie mêlée dans beaucoup d'eau est un délayant innocent qui entretient leur sang dans une loüable fluidité. 2°. L'usage du *tabac*, sur-tout en

fumée, est encore un bon préservatif, soit pour changer l'atmospher
humide & froide qui environne le
corps de ces ouvriers, soit pou
remplir leur poumon d'une vapeu
chaude & calmante, qui les pré
serve de l'irritation qui les menace
& le sang du ralentissement où i
peut tomber par l'inspiration d'un
air aqueux, froid & humide. Si la
nécessité de la manœuvre dans leur
bateaux ou sur les trains d'eau, leu
ôte la facilité de la fumigation, il
peuvent y suppléer en quelque maniere par le tabac pris par le nez
ou bien mâché, pour imprégner la
salive d'une saveur capable de la
préserver d'aigreur & d'épaississement. Je connois cependant les dangers du tabac, mais ce n'est pas ici
le lieu d'en parler, il faut distinguer
le genre de vie ou les conditions ;
car la différence étant toute entière
entre les nourritures & les occupations des gens oisifs & bien nourris,
dans des lieux clos & bien échau-
fés, & les alimens que prennent de
pauvres ouvriers : de même autant
que le *tabac* peut être nuisible à ces

perſonnes opulentes, autant devient-
il ſupportable pour l'uſage des ouvriers dont il eſt ici queſtion. La
troiſiéme obſervation , c'eſt qu'ils
ne doivent jamais boire froid , ou
en travaillant ou en finiſſant leurs
travaux ; de ſorte qu'il eſt plus ſûr
en pareil cas de boire un verre de
bon vin pur , pour ſe préſerver de
pleureſie.

Mais la précaution capitale que
devroient prendre ceux de ces ouvriers qui ont à porter ſur leur dos
des charges mouillées , telles qu'eſt
le bois quand ils déchargent les
trains qui l'apportent par eau ; c'eſt
de les obliger à porter une ſorte de
ſurtout ou capote faite de peaux paſ-
ſées en huile, qui faiſant le capuchon
leur couvre la nuque du col , les
épaules , & tout le long de l'épine
du dos ; afin que ces pauvres gens
n'aient pas à être mouillés depuis le
matin juſqu'au ſoir : on leur recom-
manderoit de quitter cet habille-
ment au ſortir de leurs travaux , &
de changer de linge en ſe reſſuyant
auprès du feu. Par-là certainement
on leur épargneroit une infinité de

rhumatifmes, de fluxions & de femblables infirmités. Mais, dira-t-on,
ce font des frais ou des dépenfes
aufquelles on affujettit de pauvres
ouvriers ; où prendre un fonds qui
y fatisfaffe ? Ce fut la queftion qu'*I-
faac* fit à *Abraham* fon pere. *Où eft,*
lui demanda-t-il , *ce qui doit fervir à
l'holocaufte que vous allez faire ? Dieu,*
lui répondit il , *y pourvoira : Deus
providebit.* La Médecine a la même
réponfe à faire ; & cette reffource
eft fondée fur le fonds des charités
que reçoivent ceux qui veillent aux
befoins des Pauvres dans les Pa-
roiffes.

XVIII.
Braf-
feurs ,
Teintu-
riers &
Blanchif-
feufes.

Il eft encore d'autres ouvriers qui
fe trouvent expofés aux inconvéniens de manier l'eau continuellement , parce que continuellement
ils l'emploient dans les ouvrages de
leurs profeffions ; tels font les *braffeurs* & les *teinturiers* , à qui le fréquent ufage de l'eau eft indifpenfa-
ble , foit pour faire leur befogne ;
foit pour la laver. Mais les maladies qui leur viennent par cette fatigue qui les mouille fi fouvent , ne
font guère que des maux ordinai-

res, & dont la cure rentre dans les vûes que l'on a données ci-devant à ce sujet. Les *jardiniers* qui ont à être dans leurs jardins soir & matin, par les brouillards, les humidités & la pluye; occupés d'ailleurs à des arrosemens continuels, qui les obligent ordinairement à se mettre en chemise, font encore des ouvriers exposés aux dangers du maniement de l'eau, & l'on y doit joindre les *fontainiers*, qui font perpétuellement occupés à la respirer, parce qu'ils ont toujours les yeux & le nez dessus; mais leurs maladies étant encore toutes du même genre qui vient d'être dit, elles ne demandent pas de remedes particuliers.

Il n'en est pas de même de celles-ci; sçavoir des *lavandieres*, des *lessiveuses* & des *blanchisseuses*, trois professions réduites à une qui a des inconvéniens particuliers à chacune des trois, ou des maladies qui lui font comme en propre. Les lavandieres ou blanchisseuses de gros linge ont toujours les pieds, les jambes & les mains dans l'eau froide, dans des rivieres, souvent entrete-

nues ou groffies par des fources ou
fontaines qui font dans le voifinage :
l'on comprend d'abord à quels maux
ces perfonnes deviennent fujettes.
Ce font les *fuppreffions*, qui défolent
leur fexe. Ces *fuppreffions* ont dans
ces blanchiffeufes une caufe habituelle & permanente. Ce font toutes efpéces de pâles couleurs, ou
de *cachexies* de ce genre, que non-
feulement ces perfonnes font fujettes à contracter ; mais qui par la
condition attachée à cette profeffion, acquierent une raifon d'incurabilité ; & la voici. Le féjour
qu'elles font continuellement tout
le long du jour, à commencer de
grand matin & à continuer jufqu'au
foir dans l'eau froide, fait une impreffion qui refferrant les fibres de
la peau & des vaiffeaux, forme
comme une digue au retour du fang
des parties baffes vers les fupérieures.
Voilà la caufe de la diminution de
la *plethore* qui doit s'amaffer tous les
mois dans les perfonnes du fexe : il
ne peut donc guère rien arriver de
plus capable d'occafionner des *fuppreffions*, ou des retenues de la por-

tion de fang dont la nature devoit
fe décharger tous les mois dans
ces perfonnnes. Au furplus le reffer-
rement ou la conftriction *tonique* des
fibres mufculeufes qui doit faire
remonter le fang des piés à la tête,
caufant un état d'*inertie*, de parel-
fe ou de ralentiffément dans les
vaiffeaux, il n'eft rien de plus propre à entretenir dans les perfonnes du fexe la privation, qui les
expofe à des infirmités pour toute
leur vie.

Les femmes qui font la *leffive* ne
font point exemptes des maux que
contractent les blanchiffeufes qui lavent le gros linge à la riviére,
elles font même fujettes à bien d'autres incommodités; la plupart ont
des vapeurs continuelles, caufées
par la leffive bouillante, dans laquelle elles ont continuellement les
mains, & qu'elles ont toujours fous
leurs yeux, & fous leur nez; vapeurs qui deviennent très-dange-
reufes lorfque (comme il arrive à
quelques-unes) elles mêlent ou fubftituent la *chaux* à la *cendre.* L'on
trouve dans un célébre Auteur * * *Hor-
flius.*

une histoire bien remarquable à ce
sujet, c'est d'une servante qui mourut étouffée après de longues infirmités, pour avoir blanchi des linges dans une chaudronnée de lessive qui lui porta au cerveau & à la
poitrine ; & en effet on a toujours
observé que les lessiveuses deviennent sujettes aux oppressions asthmatiques.

Les *blanchisseuses de menu linge*,
pour leur part ont à essuier de dangereuses gersures sur les mains,
leurs poignets, ou leurs bras, elles
font plus ou moins *dartreuses*, *érysi-
pelateuses*, ou *inflammatoires*. De-là
naissent de fâcheuses fievres, ou du
moins de si étranges douleurs dans
les parties malades, que souvent
elles deviennent hors d'état de continuer le blanchissage.

Les remédes pour les *lavandières*
font de l'ordre de ceux qu'on a indiqués dans les endroits où on a
parlé de ces maux ; on les retrou-
vera encore lorsque je parlerai des
maladies des femmes. Les *lessiveuses*
s'épargneront les plus grands dangers des vapeurs lessivielles, en

?abftenant de mêler la chaux dans
eurs leffives. Au furplus c'eft à leur
prévoyance à éviter d'avoir trop
long-tems le vifage fur les chau-
dronnées de leffive, & de plus d'en
détourner le nez & la bouche. A
ces précautions elles apporteront
celles de fe mettre de l'huile d'a-
mandes douces dans les narines, &
de fe laver fouvent la face & les
yeux avec de l'eau. Le grand remède aux *gerfures* confifte à n'y jamais appliquer rien de gras, comme *pommade*, *huile d'amandes douces*,
ni rien de femblable. L'eau d'orge
mondée toute feule fuffit pour laver les gerfures ou les boutons enflammés ; quelquefois au cas de
grandes douleurs, on peut les étuver avec le lait chaud, laiffant par-
deffus un linge mouillé de lait &
d'eau d'orge, ou enduit de crême
bien récente ; il faut avoir foin de
faire faigner ces malades plufieurs
fois des bras, & leur faire boire
du petit lait ; mais fur-tout il faut
bien leur recommander l'abftinence du vin, des chofes épicées ou
falées, & même leur défendre alors

l'ufage de la viande à fouper ; &
pour fe préferver de ces *gerfures*,
étant bien guéries, elles ne reprendront le blanchiffage, qu'en ayant
foin de fe laver fouvent les mains
avec de l'huile d'amandes douces,
& quelquefois fe les froter avec du
beure bien frais avant que de recommencer à mettre leurs mains
dans l'eau. Une derniére façon que
les blanchiffeufes donnent au linge,
c'eft de le repaffer ; cela fe fait ou
fur la platine ou avec des fers ;
mais de quelque maniére qu'elles le
faffent, c'eft toujours une vapeur
qui s'éléve du linge qu'elles repaffent, laquelle participant du *cui-vre* ou de *l'airain*, dont eft faite la
platine, ou du fer dont font compofés les *fers à repaffer*, c'eft un volatil igné, étranger, qui fe mélant
avec les *efprits*, bleffe le genre nerveux, déja délicat, & fi aifé à
ébranler dans les perfonnes du fexe.
Ce danger augmentera, fi elles
n'ont pas la précaution d'employer
de la braife au lieu de charbon,
& de ne jamais repaffer dans des
lieux étroits ou trop enfermés. Mais

le malheur devient bien plus grand,
lorsqu'elles auront à repasser pendant trop de tems , parce que le
mouvement & l'action de leurs bras
fatiguant encore leur poitrine , à
mesure qu'une vapeur malfaisante
la pénétre ; cela occasionne les
maux & les épuisemens de poitrine , où tombent celles que l'état
ou la condition assujettit à de trop
amples & trop longs *repassages*. Ainsi
le menagement doit faire le reméde à leurs maux , quand la nécéf-
sité les asservit moins à cette profession.

Les *baigneurs* & *étuvistes* assujettis
continuellement à tenir ceux qui se
baignent dans l'eau chaude , souvent dans des lieux renfermés ,
lorsque des personnes se font admi-
nistrer les étuves humides ; ce sont
des airs étouffés dont *l'élasticité* est
perduë ou pervertie par les vapeurs
de l'eau , & par les haleines des
uns & des autres. Or ces situations
exposent les baigneurs à des étouf-
femens qui iroient à alterer la poitrine , s'ils n'avoient soin de prendre l'air de tems en tems en pas-

XIX.
Bai-
gneurs
& Etuvi-
stes.

fant dans des chambres voifines.
Ce font d'autres dangers, fi c'eft
pour des maux qui fe gagnent, que
les bains fe prennent. Ainfi ce font
des précautions à employer par les
baigneurs, pour ne pas trop fe prêter
ni aux vapeurs des eaux où font
plongés les malades, ni aux exhalaifons qui tranfpirent de leurs corps.
C'eft pourquoi les baigneurs auront
foin de fe laver les mains avec du
vinaigre, & le vifage avec le *vin
aromatique*, en même tems qu'ils fe
tiendront de l'*effence de jaffemin* dans
les narines. Il y aura de nouveaux
dangers à effuier, fi c'eft de l'eau
froide, glacée même, dans laquelle il faille plonger les malades.
Car les bains froids dont l'ufage fe
renouvelle de nos jours en Angleterre, furent autrefois communs en
Médecine : Lors, comme dit *Pline*,
que l'on voioit les vieillards Con-
fulaires fortir du bain roides de
froid *. Le danger pour les baigneurs en ce genre de bains, vient
encore de la nature des lieux où
font quelquefois fitués les bains
froids ; ce font des caves où font

* *Plin.*
l. 29. *c.* 1.

réfervées des eaux fouvent glacées pour y plonger les malades. Or les malheurs fubits qui arrivent à ces malades, fi l'on n'y prend bien garde, doivent engager les baigneurs à fe tenir fur leurs gardes, car dans ces circonftances ils ont à effuier des fraîcheurs glaciales, capables de les rendre eux-mêmes malades. Ainfi comme les *étuviftes* font obligés à fortir des lieux de leurs étuves pour refpirer un air plus frais, par une raifon contraire les baigneurs en eau froide, doivent fortir prudemment des caves ou fouterrains, où font les bains froids, pour fe procurer un air plus tempéré, fans oublier de fe froter les mains avec de l'huile d'amandes douces, & le vifage avec quelque efprit de vin aromatique.

Ce n'eft pas dans l'eau que les *foulons* fe mettent pour fouler les laines & les draps, mais c'eft dans de l'*urine*, fouvent croupie & puante de pourriture, dans laquelle ils fe mettent les piés & les mains, & cela dans des endroits clos & fermés, où ils fe tiennent à demi nuds.

XX.
Les
Foulons.

Un tel bain pour les piés & les
mains , des exhalaifons auffi infe-
ctantes que celles qui s'élévent d'u-
ne telle urine , & des craffes huileu-
fes des draps & des laines , qu'ils
refpirent par les narines , & par la
bouche , & qui fe répandent fur
l'habitude de leurs corps qui font
prefque nuds ; ce font toutes matiéres à d'étranges infirmités pour
ces ouvriers. Le danger qu'ils courent alors eft d'autant mieux fondé , que l'infenfible tranfpiration fe
trouvant étrangement contrariée
dans les fituations où ils fe trouvent,
ils fe voient prochainement expofés à toutes les maladies qui attaquent les artifans. A tous ces dangers l'on n'a à oppofer que les précautions marquées en plufieurs endroits , où l'on a traité des effets
qui font à craindre des mauvaifes
odeurs & des exhalaifons malfai-
fantes. Au furplus les maladies qui
fuivent l'exercice de ces miferables
profeffions , étant les mêmes que celles dont il a été tant parlé ; ce feroit
une repétition inutile , de retracer
ici la même conduite , foit dans les
remédes

remédes, foit dans la méthode de s'en guerir, ou de s'en précautionner.

Cette fale & puante profeffion a bien plus d'une compagne parmi celles des artifans. Car de ce genre font les metiers de *corroyeurs*, de *taneurs*, de *chandeliers*, de *poiffon-niers*, de *bouchers*. Tous ces metiers ont leur mérite, d'autant plus qu'ils font indifpenfables pour la vie, quoique d'ailleurs ils foient fujets à bien des inconvénients, eu égard à la puanteur dont ils infectent les quartiers des villes qu'ils habitent. Les anciens avoient ordonné que toutes ces fortes d'artifans feroient obligés à habiter & peupler les fauxbourgs, où les endroits des villes qui étoient proche les riviéres, pour laver les immondices qui ac-compagnent leurs metiers. C'eft ainfi en effet que l'on voit demeu-rer vers la mer *Simon le corroyeur*, chez qui logeoit *St Pierre*. C'eft que ces cantons n'étoient guère que pour le menu peuple. Auffi outre qu'ils étoient méprifés parmi les Romains, l'air que l'on refpiroit, à caufe du féjour qu'y faifoient ces fortes d'ar-

XXI.
Les Cor-
royeurs.

tifans, paffoit pour en être très-
mauvais, contagieux même. Il y
a dés perfonnes qui ont cru que les
Juifs ne font devenus puants, que
parce qu'ils ont contracté cette
puanteur dans les endroits des villes les plus négligés, dans lefquels
feuls ils ont trouvé quelque azile,
& que cette puanteur qu'ils ont
prifes dans ces endroits eft paffée
des peres aux enfans, & par ceux-
ci à toute cette nation.

XXII.
Tan-
neurs.

Les *tanneurs* font toujours fur les
peaux des bêtes mortes, fur la *chaux*
& femblables ingrédients, qu'ils
emploient pour habiller les cuirs.
De plus leur manœuvre eft la même que celle des corroyeurs; ils
foulent aux piés ces cuirs, qu'ils
ont macerés dans l'eau remplie de
chaux & de *galles*; & enfin ils les
frotent & imbibent de fuif. Il n'eft
pas étonnant de les voir fujets à
avoir des vifages bouffis, cachectiques, & expofés à des affections
pouffives & rateleufes *; parce que

*Rama-
zini, p.
330.*

les odeurs qui fortent de ces travaux, font telles que l'on a remarqué, ou qu'il eft impoffible de fai-

re paffer un cheval devant les boutiques des corroyeurs, de quelques
coups d'éperon qu'on le pique; ou
bien fi l'on parvient à le faire avan-
cer jufque-là, il tourne bride avec
une telle fureur, que le plus fort
bras ne pouvant l'arrêter, il retour-
ne tout courant au lieu d'où il eft
parti.

Erafme donne à agiter dans un
de fes *colloques*, ιχθυοφάγια laquelle
des deux profeffions, de la *poif-*
fonnerie ou de la *boucherie*, eft la
plus mauffade & la plus puante. Il
met dans la bouche d'un *poiffonnier*
& dans celle d'un *boucher* les réflexions les plus plaifantes & les plus
fçavantes; mais il paroît réfulter
des difcours de ces deux Apologi-
ftes, qu'aucune autre profeffion ne
bleffe autant les yeux, & ne cho-
que autant les narines que toutes
les deux également, & celle de
poiffonnier & de *boucher*. Mais ce qui
intéreffe particuliérement la Médecine, c'eft de fçavoir en quoi
elles peuvent nuire à la fanté; &
là-deffus l'on demande, fi c'eft celle des Pauvres qui en foufre &

XXIII.
Bouchers
& Poif-
fonniers.

M ij

en quoi elle peut en souffrir, puisqu'il est rare que les marchands de
poissons ou les bouchers soient pauvres. Je répond d'abord qu'il y a
dans les villes des cantons entiers,
que ces professions empestent par
leurs odeurs puantes & malsaines.
D'ailleurs ces professions, comme
les autres, ont des familles ruinées,
pauvres par conséquent ; de plus
ceux & celles qui sont attachés par
leur service à des maîtres ou des
maîtresses bouchers ou poissonniers,
peuvent être réputés au nombre des
Pauvres, & dès-là leurs maladies
sont l'objet de cet Ouvrage. Les
puanteurs ou autres ordures des
boucheries ou des poissonneries,
occasionnent bien des maladies ; cependant sans vouloir trop excuser
les maux qui naissent par les poissonneries, il faut avoüer qu'ils sont
moins à craindre pour la santé, que
ceux qui viennent par les boucheries : ceci est fondé sur des raisons
très-sensibles, car quelques malfaisantes & déplaisantes que soient les
exhalaisons qui viennent des poissons, les puanteurs qui sortent du

fang des animaux que l'on égorge
dans les boucheries, portent avec
eux des caractéres de pourriture ou
de corruption, que n'ont pas certainement les chairs des poiſſons. C'eſt
que le ſel dont on aſſaiſonne les
poiſſons que l'on met en réſerve
dans les magazins des poiſſonniers,
devient un contre-poiſon pour les
odeurs qui en exhalent ; & quand
les poiſſons ſont frais, les odeurs
qui en ſortent ſont plus dégoutantes
que dangereuſes. Il n'en eſt pas de
même du ſang des animaux que l'on
égorge, il ſe pourrit en très-peu de
tems, & répandant dans l'air des
vapeurs cadavereuſes, l'on comprend que la raiſon qui fait les gan-
grénes, eſt la même qui fait que
des vapeurs auſſi malignes, ſont
ruineuſes pour la ſanté. Il faut obſerver de plus, qu'autant qu'il y a
de différence entre la partie rouge
& la partie blanche du ſang, autant il s'en trouve entre la chair
des poiſſons & celle des animaux à
quatre piés. Ceux-là n'ont preſque
que du ſang blanc, & c'eſt le moins
corruptible, & ceux-ci répandent

abondamment le sang rouge, & c'est celui qui fait la pourriture dans le corps humain, & qui y cause les gangrènes. Ce sont ces dispositions cadavereuses qui donnent tout à craindre, quand elles se rencontrent dans les maladies. Ainsi dans les poissons, ce sont des sucs lymphatiques & gluants, qui contractent de l'aigre, mais dont il exhale peu de vapeurs, en comparaison de ce que répandent les sucs sanguins qui sortent des chairs des animaux à quatre piés. Au surplus ce sont des sucs puants que ces vapeurs ont impregnés d'un acide le plus malfaisant, & voila ce que tout un voisinage a à essuier de la part des boucheries.

XXIV.
Chande-
liers.

Il est encore un inconvénient des plus pernicieux & qui est propre aux boucheries, sans que les poissonneries donnent lieu de craindre rien de semblable, c'est la fonte des graisses, ou la préparation des suifs qui se travaillent dans les boucheries, & qui empoisonnent par leur puanteur tous les voisins. L'on sçait à quels dangers exposent les

vapeurs du fuif, parce que l'on connoit les dangers que les chandeliers
occafionnent & pour eux & pour
leurs voifins ; de forte qu'il y a des
villes où l'on ne fouffre les chandeliers que dans les fauxbourgs *.
Les ouvriers qui travaillent manuel-
lement la chandelle, font les premiers à en fouffrir, parce qu'ils ont
à refpirer & à avaler ces vapeurs
graffes & minerales qui s'élèvent
des fuifs qui bouillent dans des vaiffeaux de cuivre ; c'eft pourquoi ces
ouvriers font fujets à des maux de
cœur, des vomiffemens, des pertes
d'appetit, des maux de tête, & à
des oppreffions.

Mais leurs voifins ne font pas
exempts de ces maux, & les femmes en particulier qui font dans le
voifinage des endroits où l'on travaille à la chandelle, deviennent
fujettes à de cruelles vapeurs ; car
les odeurs même les meilleures donnent à bien des femmes des vapeurs
hyfteriques, & au contraire il eft
des mauvaifes odeurs qui guériffent
ces vapeurs ; mais celles du fuif
ne peuvent faire que du mal : on

* Voyez *Paul. Zach. l.* 5.

fait par l'experience que l'ódeur d'u-
ne chandelle mal éteinte peut caufer des avortemens ; & un grand
Médecin * rapporte que fon frere
s'étoit attiré des infirmités très-
graves, qui ont affecté fon cerveau
& fa poitrine, pour avoir paffé habituellement des nuits à étudier à
la chandelle ; c'eft pour cela que le
Docteur *Ramazzini* avertit les gens
de lettres de fe fouvenir que les anciens Sçavans bruloient de l'huile
d'olive, au lieu de chandelle ; c'eft
pour cette raifon que l'on difoit
des Sçavants Ouvrages de ces grands
hommes, qu'ils fentoient l'huile.

Les remédes que l'on a trouvé
contre les impreffions du fuif, font
les vomitifs préparés, fur-tout avec
l'*oxymel fcyllitique*, fans pourtant donner l'exclufion aux *antimoniaux* tem-
pérés, parce que les infirmités des
chandeliers font toujours précédées
ou accompagnées de *naufées* & de
dégoûts, marques de l'état de fouf-
france où fe trouve l'eftomac. Il
faut y ajouter les jus d'herbes *améres aromatiques*, comme la *chicorée
fauvage*, le *cerfeuil*, la *pimprenelle*,
         pilées

pilées avec l'eau d'*oxytriphyllum* ; la *thériaque* arrofée de jus de citron ; un *vinaigre aromatique* fait avec les *écorces de citron*, la *melife*, les *cloux de gerofle*, pour s'en froter le nez & les temples : car tout cela mis à fa place foulagera beaucoup ces ouvriers en fuif dans leurs maladies. Le Docteur Ramazzini va jufqu'à prétendre que l'infection du fuif, ruine fi effentiellement la *crafe* du fuc nerveux, que la faignée eft pernicieufe aux chandeliers malades, parce que leurs efprits animaux font abfolument gâtés & fans force. Quoi qu'il en foit les meilleurs remédes qui furent emploiés au rap-
* *Borri-*
port d'un célébre obfervateur * *chius.*
pour la guérifon d'une chandeliére, ayant été inutiles, elle mourut en déteftant le metier de faire la chandelle, & en avertiffant quiconque s'y emploieroit de ne jamais travailler le fuif qu'en plein air, ou en plein vent.

Telle eft en effet la déteftable im- XXV.
preffion du fuif de chandelle, qui Exhalai-fons des
eft la fource de la plûpart des infir- chandei-
mités, fur-tout des affections de les ge

Tome II. N

pour les gens de Lettres. poitrine qui font périr tant de gens de Lettres : & la raison en est manifeste. C'est au milieu de plusieurs chandelles allumées qu'on fait travailler les jeunes écoliers dans les pensions ; ils sont renfermés dans d'étroites chambres & en grand nombre, sur-tout dans les pensions où l'on retire de pauvres écoliers. C'est donc un air renfermé qui a passé par les poumons de tous ces différens tempéramens, & par conséquent un air qui a perdu son ressort ; en même tems qu'il s'est imprégné des fumées de toutes ces chandelles : y a-t-il quelque chose de plus pernicieux ? car de même qu'un enfant devient infirme toute sa vie pour avoir tiré un mauvais lait de sa nourrice, de même ces jeunes garçons s'élevant au milieu d'un air empesté, deviennent sujets à tous les maux qui les affligent le reste de leurs jours. Car la vie dépendant principalement de l'air intérieur, qui, peut-être, fait la meilleure partie des esprits, c'est empoisonner les principes de la vie, que de souiller la pureté de cet air par

des vapeurs aussi noires que celles
de chandelles alumées. Ce seroit ici
l'endroit de continuer les maladies
des gens de Lettres, puisque l'occasion s'en presente si naturellement;
mais sans les perdre de vûe, il convient de faire observer les moyens
d'aller au-devant des maux dont
l'on vient de marquer l'origine. Le
moyen le plus efficace c'est de faire
bruler de l'huile dans les chambres
d'étude, d'avoir soin de ne point
assembler trop d'écoliers dans chacune de ces chambres. Enfin d'observer que ces écoliers ne soient
pas arrangés des deux côtés des tables, afin que leurs haleines, n'é-
tant point vis-à-vis les unes des autres, ne s'entrecommuniquent point.
Ces précautions engageront sans
doute à une dépense plus confiderable. Cela est vrai, mais la vie des
jeunes enfans est au-dessus de l'argent; aussi dût-on en recevoir moins
dans ces lieux de charité, ce seroit
épargner la vie des hommes.

Cette réflexion est d'autant plus
intéressante pour la Médecine des
Pauvres que ces pensions ou écoles

étant les féminaires & les pepiniéres de la plupart des grands hommes, qui illuftrent les différents Ordres ou Compagnies d'un Etat, il devient manifefte que les maladies de ces Scavans germent avec l'âge de ces pauvres étudiants. De plus l'occupation des âges fuivants apauvriffant effentiellement la fanté de ces jeunes gens d'étude, il n'eft guère de maladies qui foient plus de la competence ou dépendance de cette Médecine, que celles des gens de lettres. C'étoit une queftion qu'un ancien Philofophe au rapport de *Plutarque* *, donnoit à décider, fçavoir à qui il faudroit donner gain de caufe, au corps ou à l'ame, s'ils prenoient querelle là-deffus, pour juger fi l'ame faifoit plus de mal à la fanté, ou bien fi le corps en faifoit plus à l'efprit : *Si corpus & anima difceptarint ad invicem de damno dato, dubium fore, quis fit damnofior, hofpes an hofpitator?* C'eft pourquoi la maxime de *Platon*, par rapport à la fanté, c'étoit qu'il falloit bien fe garder, ou d'exercer l'efprit fans le corps, ou d'exercer le corps fans

* De præceptis falubribus.

l'esprit ; *Ne corpus abfque animo , & animum abfque corpore exerceamus.* Or parmi les gens d'étude, c'est toujours l'esprit qui travaille beaucoup plus que le corps ; car la méditation ou la recherche de la vérité , faisant l'objet des Sçavans en chaque science , tout l'ouvrage se trouve toujours du côté de l'esprit ; c'est donc le genre nerveux ou les esprits qui fourniffent principalement aux frais de ce travail , d'autant plus infidieux qu'il flate par le plaifir qu'il procure de découvrir la vérité. Cependant les nerfs portés au-delà de leur *ton* naturel, parce que les esprits s'en dérobent , s'y dérangent , ou s'y gâtent, il n'est guère de fource de maladie plus dangereufe , & cependant moins fufceptible d'une parfaite guérifon ; auffi font-ce des affections *mélancoliques* , des *néphrétiques* , des *goûtes* , des *coliques* , des *infomnies* , qui traverfent la fanté des gens de lettres. .

Ces *infomnies* ne font autre chofe que les veilles habituelles paffées en nature : habitude monftrueufe! comme l'appelle ce Sçavant * , qui avoit

* *Ficin.*

tant étudié la manière de conſerver la ſanté des gens de lettres.
Monſtrum eſt, dit-il, en parlant des
gens d'étude, de s'accoutumer à
veiller bien avant dans la nuit; de
ſorte que l'on eſt accoutumé à faire
la nuit du jour : *Monſtrum eſt ad mul-*
tam noctem frequentiùs vigilare, *unde*
poſt ſolis ortum dormire cogaris. Ainſi
les eſprits accoutumés avec les nerfs
à demeurer tendus & bandés, reſtent dans cette diſpoſition la plus
ruineuſe pour la ſanté. Ajoutez à
ceci la vie ſédentaire qui fait de
l'étude une de ces profeſſions nommées ſédentaires, ou trop repoſées :
Artes ſedentariæ vel ſtatariæ. D'où il arrive que le ſang des gens d'étude
devient ralenti, croupiſſant, *mélan-*
colique; & de-là naiſſent ces affections *hémorrhoïdales*, qui deviennent
ſi ſouvent le ſupplice des gens
d'étude. Toutes ces réflexions ne
ſont-elles pas plus que ſuffiſantes
pour faire comprendre la cauſe &
la nature des maladies des gens de
lettres ?

Ces maladies ſont pour la plupart dans leur origine abſolument

dépendantes de l'indifpofition des nerfs, de l'affoibliffement & du dérangement du *ton* qu'ils doivent naturellement garder, enfin du changement de cours & de *direction* dans les *efprits*; le tout entretenu par l'épaiffiffement du fang, devenu aigre, ou atrabilaire, parce que le *croupiffement* lui a fait prendre ces alterations : *Vitium capiunt, ni moveantur aquæ.* Il y a donc alors un double renverfement dans la double circulation qui régit l'œconomie animale, c'eft-à-dire, la *circulation du fang*, & celle des *efprits*. La méthode de traiter des affections *fpafmodiques*, *mélancoliques* & *hémorrhoïdales*, eft repandue par toute cette Médecine des Pauvres, c'eft pourquoi on ne le repetera pas ici. Il faut feulement obferver, que le répos & la *quiétude* d'efprit, le bon air & l'ufage des calmants, fuffifent prefque pour la cure des maux des gens de lettres. Ainfi un bon régime, des alimens propres, la ceffation de toute contention d'efprit, le tout foutenu de l'ufage habituel des *calmants*, rétablit tout ce qui eft fufceptible de guérifon dans ces maladies ; de forte que rien n'en accéléré tant l'incurabilité que l'ufage des *purgatifs*, car ils achevent de ruiner l'œconomie du genre nerveux : il faut auffi bien fe garder de faire ufage des remédes brulants, tels que font ceux que l'abus autorife dans l'emploi des drogues ou plantes chaudes, aromatiques & deffechantes, qui s'emploient dans la Médecine vulgaire contre les affections *mélancoliques*, *vaporeufes*, *hypocondriaques* ou *rateleufes*. Au contraire les délayants pour l'interieur, & les bains pour l'exterieur, pratiqués fagement, auffi-bien que l'ufage affidu des *calmants*, rameneront les *folides* à leur *ton* naturel, & les fluides aux qualités & directions qui leur font düés : c'eft par cette manière de traiter les maladies nervales, que l'on tirera le meilleur parti qu'il eft poffible pour leur guérifon.

Indépendamment de ces terribles maux qui ne font pas de tous les jours ; il en eft de journaliers parmi les gens d'étude. Ce font des maux ou foibleffes d'eftomac dont

se plaignent la plûpart d'entre eux ;
parce qu'en effet c'est l'infirmité at‑
tachée à la condition de gens de let‑
tres, suivant la remarque de Celse :
Imbecilles stomacho.... quo in numero...
omnes penè litterarum cupidi. Tous de‑
mandent donc principalement des
remédes pour fortifier l'estomac ;
S. Paul trouve ce remède dans un
peu de vin qu'il conseille à son cher
disciple Timothée : *Modico* , lui
écrit‑il , *utere vino propter stomachum ;*
c'est donc du vin qui leur convient ,
mais de ce vin spiritueux cordial ,
dont un grand Praticien * permet
en pareil cas de boire en petite
quantité préférablement aux vins
ordinaires. *Præstat* , dit ce Médecin
en parlant des estomacs foibles , *po‑*
tiùs parum vini Ungarici vel Malvatici
bibere , quàm tenuia vina copiosa haurire.
C'est , dit *Vanhelmont* , que les vins
d'un terrain vulgaire ou domestique
ont plus de vinaigre que de vin.
Suivant donc cette observation ,
c'est un conseil très‑utile que de faire
boire à la fin des repas une cuillerée
ou deux de bon vin d'*Alicante* ou
d'*Espagne* , & cette pratique se trou‑

* *Crato.*
l. 1. conf.
27.

vera très-utile , si ces personnes
dont l'estomac est foible veulent se
contraindre à boire de l'eau chaude , même à leurs repas , car rien
n'est si propre à dissiper les crudités
& à les prévenir.

XXVI.
Maladies
des pau-
vres Re-
ligieux.
Il y a une autre classe de pauvres
Infirmes , ce sont les *Religieux* ou
Religieuses pénitentes , que le zele de
la piété renferme dans des Couvens.
Trois causes leur attirent des infirmités , sans cependant qu'aucune
d'entre elles soit nécessaire à l'essen-
ce de l'austére vertu qu'ils embras-
sent. Car si l'abstinence & le jeûne ,
suivant la pensée de *S. Jerôme* , ne
font pas la vertu , & qu'elles ne fas-
sent que l'affermir ou la fortifier en
* Hieron.
epist. ad
Demetr. la rendant plus solide : *Jejunium non
perfecta virtus , sed cæterarum virtutum
fundamentum est*; l'on peut être solidement vertueux & pénitent sans
outrer les jeûnes & les abstinences.
C'est , ajoute-t-il , que ces pratiques
doivent laisser assez de santé pour
vaquer à la priére , aux Offices , à
la lecture de l'Ecriture , &c. De
sorte que sçavoir contenir son estomac en lui donnant peu à la fois ,

fans jamais raffafier la faim , cette
abftinence continuelle eft préferable,
felon ce Pere fi fçavant dans la vie
fpirituelle , à des jeûnes prolongés
pendant plufieurs jours de fuite. *Sic*
debes jejunare ut non palpites , & refpi-
rare vix poffis... fed ut fracto corporis
appetitu, nec in Lectione , nec in Pfalmis ,
nec in Vigiliis folito quid minùs facias :
parcus cibus , venter femper efuriens , tri-
duanis jejuniis præfertur *. A cette regle   * *Ibid.*
paroitroit certainement contraire la
pratique des Maifons les plus refpe-
ctables , où cependant par amour
pour la pénitence , l'on obligeroit
les jeunes Religieux novices à manger toute la portion qu'on leur donne , faute de quoi ils font renvoyés.
Une feconde faute feroit d'y faler
exceffivement les légumes ou femblables nourritures pour aiguifer
l'appetit , afin d'obliger ces jeunes
hommes à manger toute la portion
qu'on leur donne. Or de cette double
caufe mille infirmités furviendront
à ces novices , fur-tout les *rhumatif-*
mes , les *maux d'eftomac* , les *oppreffions*
afthmatiques , qui obligeroient bien
des Novices à fortir de ces Mai-

fons. Car déja l'épaiffeur & la confiftance trop folide des potages & des pulmens qu'on donne à des Religieux, leur font un fang & des humeurs trop abondantes & trop épaiffes, d'autant plus que le fel ajouté trop abondamment dans ces mets, ajoute un nouveau poids à ces humeurs & au fang, ce qui produiroit immanquablement les rhumatifmes, &c. qui affailliroient les corps de ces jeunes Religieux. La troifiéme caufe, c'eft le défaut d'exercice dans les Maifons Religieufes, fur-tout dans les Couvénts de filles; car alors le fang demeurant ralenti attire aux Religieux & Religieufes les maladies *aiguës* ou *chroniques* qui les traverfent dans leurs obéiffances ou fonctions *clauftrales.* Cependant, en fe refufant comme ils font fouvent les foulagemens de la Médecine ordinaire, pour fe livrer entierement à la pénitence, ils tomberont dans des infirmités accablantes, fi l'on manque à leur offrir les fecours d'une Médecine fimple comme celle des Pauvres, qui entre parfaitement dans leurs vûes d'ab-

...inence, de sobriété, de frugalité,
...e privation & de pénitence, bien
...oin d'être contraire à l'esprit de
...eur état.

...Seroit-ce donc s'opposer à la pié-
...é de ces saintes Maisons, que de
...es avertir, 1°. Que de jeunes Re-
...igieux, pour manger moins que
...l'autres, peuvent se porter aussi
...ien qu'eux, parce que les tempé-
...amens ne sont pas les mêmes.
...°. De leur conseiller de ne mettre
...u sel dans leurs nourritures que
...rès-modérément, & seulement
...autant qu'il convient pour rendre
...ces fades alimens supportables au
...goût. On pourroit aussi établir chez
...eux un usage qui étoit autorisé par-
...mi les plus sobres des anciennes
...communautés Religieuses, telles
...que furent les *Therapeutes*, qui per-
...mettoient à ceux d'entre eux qui
...étoient infirmes de boire de l'eau
...chaude. Car en effet, c'est le pré-
...servatif le plus sûr contre les maux
...qui sont causés par l'épaississement
...du sang. 3°. La coutume de faire
...travailler les Religieux au jardin
...ou à semblables exercices du corps,

eft de l'inftitution de la plûpart des
Maifons ou communautés Religieufes. Ce fera donc aller au-devant
de bien des maux que de rétablir
cette coutume. C'eft pourquoi ceux
d'entre les Religieux qui exercent
quelque métier, comme de *tourner*,
de *faire de la toile*, des étoffes ou des
bas, font moins fujets à tomber malades. Les Religieufes par la même
raifon fe confervent plus de fanté
que les autres quand elles s'occupent à la tifferanderie, car elles en
font plus robûftes & moins fujettes
aux pâles couleurs ; cet avis eft tiré
des Livres faints, qui avertiffent que
la femme forte fe trouve parmi celles qui travaillent le lin & la laine.
Mulierem fortèm quis inveniet ? quæfivit
linum & lanam, & operâta eft confilio ma-
nuum fuarum.

    Après ces reflexions l'on n'a gar-
de d'aller prendre dans les boutiques des Droguiftes, où dans les
laboratoires des *Chymiftes*, des remédes curieux pour des perfonnes
pénitentes ; ce feroit même les faire
aller contre les avis des Peres de

* *S. Am-*
brofius, l'Eglife * ; & de tous les Peres ou

Auteurs de la vie spirituelle, sans
en excepter *Ste. Thérese*, qui défen-
dent très-rigoureusement aux Religieux & Religieuses le trop de cu-
riosité pour leur santé, & le trop
de facilité à se servir de la Médecine ordinaire aux gens du monde.
Mais il en est une*, laquelle au ju-
gement même d'un des plus rigou-
reux des Peres *, leur suffit gran-
dement, sans les faire sortir de l'esprit de leur état. La meilleure Médecine, dit ce Pere, c'est la plus
ancienne, & elle se tiroit des légumes & de leurs sucs. *Ea medicina
antiquior quæ herbis curare consuevit &
succis.* En conséquence de cette maxime il assure les personnes Religieuses & autres, que la santé ne se
rétablit si solidement par aucun secours, que par celui de ces alimens :
*Nec ulla firmior sanitas, quàm quæ salu-
bribus reformatur alimentis* *. Parce que
dans les alimens seuls consiste la
vraie médecine, *Quia sola nobis esca
medicina est.* Et ces alimens sont ceux-
là-même que les Religieux les plus
austéres se sont enjoints. Car avec
un peu d'adresse à sçavoir employer

S. Basil.
S. Bern.

* *S. Am-
brosius.*

*Idem
Hexame-
ron. l. 3.
c. 57.*

les légumes & les graines dans leurs
pulmens, bouillons ou potages,
l'on tourne en remédes excellens
les plus fimples & les plus vulgaires
alimens. Ce fera en variant le *ris*,
l'orge, le *gruau d'avoine*, les *lentilles*,
le *millet*, &c. pour remplir les indications qui fe préfentent, foit
pour fortifier l'eftomac par ceux qui
font *toniques* ou *aftringens*, comme le
millet & le *ris*; foit pour aider à la
tranfpiration, comme on le fait par
le moyen du gruau d'avoine, ou en
employant les alimens laiteux &
adouciffans comme les *haricots*, ou
enfin en fe fervant des graines qui
font les plus amies de la poitrine,
comme l'*orge* & encore le *ris*. Tous
ces alimens placés fuivant les différentes indications fourniffent des remédes fuffifans à la vie. En d'autres
occafions le *lait*, les *œufs*, & un peu
de *beurre frais* adouciffent les fadeurs
des pulmens, & à l'aide de quelque
racine, comme de *perfil*, on les rend
plus aifés à fe diftribuer, ils facili-
tent beaucoup la Médecine des pauvres Religieux pénitens. Un autre
moyen de les traiter, c'eft de leur
épargner

épargner les veilles pour quelque
tems, en les faifant dormir quelques heures de plus, & les mettant
en repos pendant quelques mois,
leur faifant cependant obferver quelque exercice modéré, comme celui
qui fe prend dans les jardins, &
dans certaines obéiffances clauftrales, qui obligent ceux qui les exercent à fe donner du mouvement &
de l'action, & qui les mettent pour
quelque tems hors du fonds de la
retraite, du filence & de la méditation. Ces moyens paroîtroient
foibles ou de petite conféquence à
qui feroit moins au fait des caufes
de la fanté; mais quand on a un peu
étudié cette matiere, on voit que
la fanté s'entretient ou fe répare à
peu de frais entre les mains de Médecins qui font plus occupés à tout
remettre fous les loix de la Nature,
qu'à chercher de nouvelles routes
pour guérir leurs malades. Ainfi donc
la Médecine des Pauvres toute dé-
nuée qu'elle paroît, trouve dans fon
indigence de quoi foulager les *Réli-*
gieux qui fe font fait pauvres avec
eux. Si ces communautés Religieu-

fes font de celles à qui le gras eft
permis en cas de maladie, le régime devient une autre reffource de
remédes naturels, en leur accordant
des bouillons à la viande dans leurs
maladies, quoiqu'on faffe maigre
pendant tout le tems de fanté, en
pareille circonftance le gras eft un
remède. Car comme dans le monde
où l'on fait toujours gras, les légumes, comme le ris, l'orge, le gruau
& les plantes deviennent médicamenteux pour les gens du fiécle ;
tout de même les bouillons à la
viande deviennent médicamenteux
pour les communautés Religieufes,
où l'on fait maigre pendant toute
la vie. C'eft que l'effet véritable
d'un remède eft de changer les qualités du fang malade ; or celui qui
a été pétri de fucs des légumes, acquiert un changement de fes qualités très-efficace en le rempliffant de
fucs auffi différens que le font les
plantes, des chairs des animaux.
Ce font donc des guérifons qu'o-
père le gras dans les Maifons Religieufes qui font maigre toute leur
vie, & cela par la raifon des con-

traites. *Contraria contrariis curantur.*

L'usage des bains si familiers anciennement parmi les plus saints personnages, seroit infiniment utile pour la santé des Religieux ; mais les inconveniens de ce reméde, & sur-tout les embarras qu'il causeroit dans les maisons Religieuses, le rend impratiquable. L'on ne peut accuser des mêmes incommodités une pratique avantageuse pour la santé, qui s'observoit parmi les Moines, c'est l'usage des *minutions*. C'étoient des saignées que les Religieux avoient coutume de faire plusieurs fois & par précaution au changement des saisons. Or ces *minutions* opérant la diminution du volume ou de la quantité du sang, c'étoit un reméde qui prévenoit la *plethore*, & en conséquence les lassitudes, lesquelles, suivant l'avis d'Hippocrate, annoncent les maladies. Une telle pratique mériteroit bien de revivre dans les maisons Religieuses ; car rien ne seroit si propre à entretenir la transpiration, dont le défaut est la cause de la plûpart des maladies des Moines ; ce n'est méme qu'un superflu que l'on évacue, dont la présence peut autant nuire à la vertu qu'à la piété.

XXVII.
Ouvriers
sedentai-
res, &c.

* *Artes*
sedenta-
ria, cel-
lularia,
flataria.

La vie *sédentaire* & *cellulaire* des Religieux, nous méne naturelle-ment à parler des Professions qui portent en effet le nom de *cellulaires*, de *sédentaires*, de *flataires* *. Tels sont les métiers de *tisserands*, de *tail-leurs*, de *couturieres*, de *menuisiers*, *maçons*, &c. Car les differentes si-tuations ou postures de corps où ces artisans sont obligés de se mettre pour exercer leurs arts, leur occa-sionnent des maux differens. C'est pourquoi il faut non seulement que ces artisans soient avertis des maux qui les menacent en particulier, pour s'en précautionner ; mais il est encore à propos d'en faire voir les causes tirées de la structure du corps humain & de ses parties, afin que les personnes charitables qui se don-nent aux soins de la santé des Pau-vres, & les Médecins mémes, voient à prendre dans l'œconomie animale & dans les loix que le Createur y a mises, les indications & les régles de conduite que l'on doit suivre

pour rétablir la santé. La nature se
peint dans la structure des parties,
elle montre ses actions & ses œuvres, comme par autant de coups
de pinceau qu'il y a de différens arrangemens, positions & directions
de vaisseaux, de nerfs & de fibres;
elle fait sentir les raisons & les causes des maladies, dans celles de la
santé. Ce ne sont donc pas des maladies extraordinaires qu'il y a à étudier dans celles des artisans, ce sont
plûtôt les singularités de leurs causes. Ainsi des artisans accoutumés à
être debout, deviendront sujets à
des *varices*, semblables aux *Haruspi-
ces* que leur ministére exposoit à en-
courir des varices, suivant la remarque du Poëte : *Varicosus fies Ha-
ruspex.* Je crois qu'il n'est point d'autre cause de ces varices que la di-
stension des muscles des jambes &
des cuisses, lesquels retenant le sang
dans ces parties basses, le ralentit
dans sa *remontée.* Car c'est une observation bien constante parmi les
malades, que les *gardes* qui les soi-
gnent jour & nuit, sont sujettes à
avoir les jambes enflées, & cela,

parce que la fatigue continuelle ne
leur permettant de dormir que dans
des fauteuils, fans fe pouvoir coucher, cette fituation obligeant le
fang à furmonter l'angle que les
vaiffeaux font dans les genoux, &
ceux qui fe font dans le plis des cuiffes, ce font comme autant d'entraves qui retardent fa marche vers les
parties fupérieures. Ce font donc
des enflûres qui ont leurs caufes,
non dans les humeurs ou dans les
fluides par eux-mêmes, mais dans les
folides. Ce ne font donc ni dans ces
perfonnes, ni dans ces artifans des
pieds de poumon, comme on appelle
ces enflures de parties dans les affections afthmatiques, parce qu'ici ce
n'eft point le poumon qui eft originairement en faute. La reflexion de
Borelli * donne la jufte idée de ces
fortes de caufes de maladies, dans
la remarque qu'il fait fur les mufcles
extenfeurs, qui font trop longtems
dans l'état d'extenfion, fans que les
fléchiffeurs leurs *antagoniftes* exercent
leur réaction. Et en effet cette alter-
native des mouvemens mufculaires
eft tellement naturelle, que les ani-

*De mo-
tu anima-
li.

maux qui ont à être debout fur leurs jambes, fe le procurent, & fe foulagent en fe tenant un pied en l'air, comme on l'obferve dans les cocqs & les poules ; la même chofe arrive aux chevaux qui ont coutume de fe foulager en tenant en l'air, ou dans l'étrier un des piés de derrière, ou en en frappant la terre : telle eft l'attention de la natu-re à entretenir la circulation des *ef-prits animaux*, en confervant l'alter-native de leurs paffages des mufcles extenfeurs dans les fléchiffeurs. En effet c'eft en cela que confiftent tous les détails des mouvemens mufculai-res, qui entretiennent l'œconomie animale par les entrepôts ou les *re-changes* de leurs efprits. Ainfi le retar-dement du fang dans les parties baf-fes, occafionne aux artifans qui font contraints de demeurer long-tems fur leurs jambes, non-feulement des *varices*, mais encore des maux de reins infupportables, jufqu'à leur faire uriner le fang. Cette obligation d'ê-tre debout incommode auffi beau-coup les Courtifans dans les Cours des Princes, mais principalement à

la Cour d'Espagne où il est si peu
permis de s'asseoir en présence du
Roi que l'on n'y voit aucune sorte
de siége.

* *Rama-*
zini. p.
598.

Les dangers des professions qui
obligent à être debout ne se bornent pourtant point à l'indisposi-
tion des reins, &c. L'estomac se
trouvant comme suspendu, ou
moins appuié sur les intestins, devient aussi sujet à s'affoiblir, &
par-là à jetter les fondemens de
beaucoup d'infirmités : car il est si
important que les viscéres du bas-
ventre se trouvent comme dans
leur état de repos, que suivant la
remarque de *Bacon* *, les forçats
dans les galéres, tout malheureux
& tout fatigués qu'ils sont, se conservent en embonpoint, sans que
l'on en voie d'autre raison, sinon
que les parties nourricières, comme l'estomac & le foye posant sur
les intestins, & s'y reposant, pendant que les bras sont dans de continuels mouvemens, les coctions
demeurent louables. Une autre réflexion à faire sur ceux qui sont
habituellement debout, c'est que
le

* *Hist.*
natur.
cent. 8.

le *foye* étant moins soutenu par les parties qui l'environnent, il se trouve en souffrance parce que, n'ayant plus le même point d'appui, il expose la bile à s'alterer par son ralentissement, ou par le défaut de sa secretion, en même tems que par son poids il tire en embas le *diaphragme* auquel il est suspendu. Ce seront des sujets d'attention particuliére pour un Médecin qui aura à traiter des maux du *foye*, ou d'autres affections du bas-ventre, en ceux des artisants qui sont contraints par leurs professions à être long-tems debout.

Aussi est-ce un avis que donne le Docteur Ramazzini, qui a fait une étude particuliére des maladies des artisans; c'est que pour réussir dans leurs cures, il est toujours nécessaire à un Praticien avant que d'entreprendre de traiter un malade, de s'informer de la profession qu'il a coutume d'exercer. *Ad feliciorem curationem obtinendam, bonum semper erit, si Medicus sciat, quam artem exercere sit solitus, quem curandum suscepit* *. En effet quelle étrange

* *Ramazzini, pag. 660.*

méprife pour le Médecin ? Quels
dangers pour le malade, fi on lui
ordonne des remédes fans avoir pris
auparavant les précautions néceffaires ? Ainfi fi c'eft une fievre, une
colique, un cours de ventre, il faut
d'abord s'informer fi la maladie eft
de la nature de celles où influë la
qualité de la profeffion ou du metier que ce malade exerce en fanté.
Quelle plus dangereufe inattention,
fi le Médecin traite ces maladies
fuivant les idées vulgaires & bannales du fyftéme des humeurs! Car
peut-être fera-ce le produit d'une
vapeur metallique, peut-être l'effet
des pofitions changées dans les *folides*, parce que le malade aura eû
a foutenir des fituations ou des poftures génantes, qui auront forcé le
reffort des fibres mufculeufes. Ainfi
ce Médecin purgera où il faudroit
donner des *cordiaux*, des *confortants*,
des *calmants*, des *toniques*. Une autre obfervation faite par *Hippocrate*,
c'eft que dans les maladies, celles
des parties qui ont eû le plus à
fouffrir en fanté, font celles fur lefquelles fe font les *dépôts* ou les *mé-*

taflafes. Deux ouvriers, dit-il, tom-
bérent malades d'une toux confiderable, & cette toux cefla dans l'un
& dans l'autre par une paralyfie fur
le bras droit, parce que c'étoit celui qui fouffroit principalement dans
le metier qu'ils exerçoient, qui
étoit celui de faire des fagots. *Am-*
bo artifices cùm tuffi laborarent, dexterâ Epid. 4.
refoluti ceffaverunt à tuffi. Il ajoute que n. 27.
d'autres accoutumés à aller à che-
val, ou à marcher beaucoup tom-
bérent paralytiques de leurs jambes. *Qui equitarunt aut iter egerunt,*
in lumbis ac femoribus refolutos effe. Un
Médecin, telle fcience qu'il ait acquife dans le cabinet, pourra-t-il
trouver la jufteffe d'une telle caufe,
que l'on ne peut découvrir qu'en
s'informant du metier qu'aura fait
un malade ? L'obfervation eft d'autant plus néceffaire & plus importante dans l'ufage, qu'il eft ordinaire de porter dans les Hôpitaux
les pauvres artifans pêle-mêle. Ce
font des *menuifiers*, des *forgerons*,
des *fculpteurs*, des *Compagnons Impri-*
meurs; les profeffions différentes de
chacun d'entre eux, fuppofent des

caufes bien différentes dans leurs
maux, quoique de même nom, &
ces caufes ayant à fe prendre dans les
fortes de travaux qui diftinguent
ces métiers, par rapport aux différentes fituations que font obligées
de prendre les parties de ces artifans, ce feront auffi des indications
différentes que le Médecin aura à
remplir. La plupart de ces ouvriers,
feront peut-être de profeffions fé-
dentaires, dans lefquelles les reins
auront à fouffrir, parce qu'ils font
toujours affis, leurs yeux toujours
fixés fur leur ouvrage, fuivant cette
remarque d'un Poëte *. *Lumbi fe-*
dendo, oculi fpectando, dolent. D'autres
d'entre eux comme les *tailleurs d'ha-*
bits, ou les *vignerons* fe préfente-
ront pour être traités par un Médecin, ce Médecin prendra-t-il la
courbure des corps de ces artifans,
pour des boffes, comme l'on fçait
que les *porte-faix* s'en font? Ce feroit
une méprife peu honorable pour
le difcernement de ce Médecin.
Cette courbure dans les *tailleurs* &
les *vignerons* n'eft point un amas
d'humeurs qui fe foient fixées pour

former une boſſe, c'eſt une attitu-
de, que l'on compare à celle des
ſinges qui ſont toujours courbés,
& pour cette reſſemblance l'on forge le mot de *ſimitas*, pour déſigner
ces courbures. Ce ſont donc dès
affections abſolument indépendán-
tes du vice des *ſolides*, ces artiſans
ſe ſont habitués à ſe ténir courbés,
& ils gardent cette ſituation pendant toute leur vie. Cependant faute de ce *diorifme*, que l'on aille à
ſe figurer quelque amas d'humeurs
cachectiques, qui abondent dans les
corps de ces artiſans qui ſont devenus malades : ce ſeroit un piége
dangereux pour le Médecin qui at-
tribueroit aux *fluides* un mal qui eſt
abſolument de la dépendance des
ſolides ; dépendance des *ſolides* qui eſt
ſi eſſentiellement telle, que le grand
reméde contre les courbures des
tailleurs, des *vignerons* & autres ſemblables artiſans, c'eſt que de bonne heure ils ſe ménagent, de maniére que l'épine du dos ne ſoit ni
trop long-tems, ni trop fortement
courbée ; & quand le mal eſt confirmé, il ne reſte que la voie des

frictions humides & des onctions confortantes & temperées, par le moyen des *linimens* que l'on trouvera dans la Pharmacie des Pauvres.

Les arts *sedentaires* tiennent de bien près, à ceux où les artisans font contraints d'être debout. Mais avant que d'entamer l'examen des arts sedentraires, il faut observer singuliérement ceux qui sont mitoyens, en ce que ceux qui exercent certaines professions, sont obligés d'être tout à la fois comme debout, & cependant quelquefois assis. Les *tisserans* font de cette espéce, on peut leur joindre tous les ouvriers qui travaillent les *draps*, les *tapisseries*, les *moquettes*, & une infinité de *serges*, dont les manufactures, ou semblables fabriques occupent grand nombre d'ouvriers; plusieurs d'entr'eux sont obligés dans leurs maladies de recourir à la charité des Paroisses, ou des Hôpitaux. De même dans la *tisseranderie* qui fut autrefois l'occupation des Dames de consideration, & qui n'est exercée aujourd'hui que par les gens du

commun, il y a souvent nombre
de malades qui sont obligés d'avoir
recours à la charité publique. Pour
se mettre en état de les traiter, il
faut d'abord faire attention que la
violence qu'il faut se faire dans
ces professions, pour tendre les
jambes & les cuisses, afin de se tenir fermes sur la sorte de siége,
sur lesquels posent les corps de
ces ouvriers, leur attire les maux
dont il a été fait mention à l'occasion des maladies des artisans qui
travaillent debout. Mais ceux-ci
ont de plus à souffrir de grandes lassitudes dans les bras, dans le dos
& dans les jambes; ces lassitudes
sont bien différentes de celles qu'on
appelle *lassitudes spontanées*, qui viennent par la faute des fluides : par
conséquent les remédes doivent être
bien différents, ici ils doivent aller
au soulagement des *solides*. Les Médecins feroient-ils si mal dans ces
occasions s'ils s'occupoient un peu
plus des *frictions* séches & humides,
& des *onctions*, qui étoient si fort
usitées parmi les anciens Médecins,
& dont les Athletes faisoient tant

P iv

de cas ? ou pour mieux dire, n'a-
t-on pas ici une preuve de la Médecine des *solides*, par tant d'obfervations tirées des maladies des artifans, lefquelles fans changer le
nom qu'on leur donne, quand on
les attribuë aux *fluides*, fe trouvent
abfolument dépendantes, pour leurs
caufes, de la difpofition des *solides*.
Qu'une fille ou femme tifferande
tombe malade, la première par une
perte de fang ou femblables maux ;
que la feconde foit fujette à des
fauffes couches, l'erreur ne fera-t-
elle point capitale de s'en prendre
fur ces deux maladies à l'état du
fang, pendant que la fituation, &
l'agitation que les perfonnes du fexe
fe donnent quand elles travaillent à
la toile, &c. leur attirent ces maladies *. Que des fabriquants de
drap ou de ferge fe préfentent aba-
tus de laffitude, de maux de piés
ou de jambes ; les attribuera-t-on à
quelque foupçon de *goute*, de rhu-
matifme &c. il fe trouvera par
l'examen, que l'exercice de leurs
metiers les met dans cet état. D'autres d'entre eux auront mal aux

* v. P.
maxii,
p. 666.

vi 4

yeux parce que le duvet qui s'élève de la laine qu'ils emploient, &
la vapeur de l'huile qui eſt dans ces
laines, leur enflamme les yeux, ſe-
ra-ce à l'âcreté du ſang qu'il faudra s'en prendre ? Car qui ne voit
que le piquotement exterieur des
membranes des yeux fait ces inflammations ? Mais une autre ſorte
d'ouvriers qui achevent de façonner
les draps, ce ſont les *tondeurs*, qui
contractent, parce qu'ils ſont debout, les maladies propres aux artiſans qui gardent cette ſituation,
& en même tems le poids des *for-*
ces (qui ſont d'énormes ciſeaux avec
leſquels ils tondent les draps) les
laiſſe dans l'état violent qu'en ſouffrent leurs bras & leurs mains;
eſt-il douteux que ces maux ne viennent de la fatigue des muſcles, &
par conſéquent de la cauſe exte-
rieure qui les tient dans un état
violent & continuel ?

Une autre profeſſion qui eſt encore un *ambigu* entre être debout
ou aſſis, fournit ſouvent à la Médecine des Pauvres, des maladies
qui ſont manifeſtement & originai-

XXVIII.
Les
Maqui-
gnons &
Poſtil-
lons, &c.

rement les effets des états violens dans lefquels bien des hommes mettent les nerfs, les membranes & les mufcles de leurs corps pendant toute leur vie. Ce font ceux qui montent habituellement des chevaux comme les *maquignons*, ceux qui courent la pofte jour & nuit, &c. L'hiftoire attefte combien les *Scythes* étoient fujets à des *fciatiques*, parce qu'ils étoient continuellement à cheval. Un grand Praticien * fait obferver que ces fortes de gens font fujets à des *piffemens de fang*, & fuivant *Hippocrate* ils font expofés à des paralyfies ou autres affoibliffemens dans les *lombes* ou dans les *cuiffes*. *Qui equitarunt, lumbis ac femoribus refoluti funt.* Ce font dans les poftillons des *ragades*, des *fics*, & femblables *hémorrhoïdes* bâtardes, ou manquées, ou malignes, qui leur viennent par le froiffement que fouffrent ces parties en courant la pofte : ceci eft conforme à l'obfervation d'Hippocrate interprétée par fon célèbre Commentateur *, qui eft qu'un homme de cette profeffion avoit con-

* Ballonius.

Epid. 4. n. 17.

* Vallefius.

traſté un ulcére vers ces endroits, accompagné de *varices* & de *fluxions*. Tous ces maux qui viennent de la part des *folides* perpétuellement irrités, ſe remarquent ſur des perſonnes qui ſont habituellement moitié aſſis & moitié debout tout à la fois, car c'eſt l'état violent où les courriers ſont contraints de ſe mettre; ils accourciſſent les étriers de leurs chevaux, & ils allongent leurs jambes, pour donner ainſi un point d'appui plus ferme à tout leur corps ſur leurs ſelles, en même tems qu'ils l'affermiſſent en s'allongeant ſur les étriers. Que des hommes de telles profeſſions tombent dans des maux de *veſſie* & de *reins*, parce qu'ils ſe rompent quelque vaiſſeau; faudra-t-il s'en prendre à l'indiſpoſition des *fluides*, tandis qu'il eſt évident que les ſolides donnent origine à ces ſortes d'accidents, qui ſont tels qu'ils vont à précipiter ces perſonnes dans des crachemens de ſang? Ramazzini rapporte qu'un célèbre Ecuier du Roi d'Eſpagne penſa perir ainſi très-promptement; mais il pro-

v. Ramazzini p. 612.

longea ses jours, contre l'attente
des Médecins, par le seul régime,
au lieu que tous les remédes soient
échoués. C'est une preuve qu'il ne
falloit que du tems & du loisir,
pour laisser reprendre le *ton* aux vaisseaux, que la violence de l'exercice de monter à cheval avoit ex-
cedés. Tout cela se fit par le moyen
des *adoucissants*, tirés de la chair de
cochon de lait, dans laquelle étant
bouillie, cet Ecuier trouva un très-
grand soulagement ; & en effet,
pour le dire en passant, l'on sçait
par l'usage, de quelle utilité est la
gelée de cochon de lait dans des
cas d'amaigrissement, &c.

XXIX.   Il est encore une autre profession
Impri- dans laquelle il y a des ouvriers
meurs.   assis habituellement pendant que
d'autres sont debout. Ce sont les
Imprimeurs, dont les uns étant à la
composition, & les autres servant à
la *presse*, ceux-là se tiennent comme assis, au lieu que ceux-ci sont
obligés d'être absolument debout,
& par cette raison ils deviennent
sujets à de telles fatigues par tous
leurs membres, qu'il leur arrive

d'être contraints de quitter le travail quand ils viennent fur l'âge.
Mais ceux qui fervent à la *compofi-*
tion, deviennent expofés à des maux
d'yeux, fur-tout à des *cataraêtes*. On
voit la caufe de ces infirmités dans
la néceffité où font les *compofiteurs*
en Imprimerie, d'avoir toujours les
yeux fixés fur les caraêtéres noirs
qu'ils ont à placer ou à déplacer;
car la couleur noire appefantit la
vue, & trouble l'imagination dans
ces ouvriers, de telle maniére que
ces caraêtéres leur demeurent pré-
fents & comme fous leurs yeux,
lors même qu'ils dorment; & l'effort que fouffre la *prunelle* de l'œil
pendant que la vue eft fi long-tems
fixée, occafionne une étrange alte-
ration dans le *ton* des fibres dont
font compofées les membranes des
yeux. Mais de quelque côté que
l'on confidere les maladies de ces
deux fortes d'ouvriers d'Imprimerie,
il eft toujours conftant que leurs caufes ne font que des alterations dans
les *folides*; ce qui eft fi vrai que
fouvent la Médecine n'y peut rien
parce que ce font les parties elles-

mêmes, bien plus que les *fluides*, ou
les humeurs qui font en faute. Elle
ne peut donc guère leur conseiller
autre chose que des remèdes de
précaution, comme d'user de conferves, pour se préferver les yeux;
puis d'avoir soin, pour ne pas laiffer tomber les fibres dans une sorte
d'*atonie*, de fe froter les yeux de
tems en tems; & encore en com-
pofant, de fe détourner les yeux
de fois à autres de deffus les cara-
ctères, afin de réveiller les efprits,
foit en les portant ailleurs, foit en
frottant les yeux d'eau d'*euphraife*,
&c.

XXX.
Artifans occupés aux ou-vrages délicats.

Mais de tous les ouvriers en qui
les yeux ont plus à fouffrir par l'*atonie* où tombent les parties folides
du globe de l'œil & de fes vaiffeaux, ce font ceux dont les arts
ont pour objet des ouvrages délicats, menus, fins & fouvent prefque infenfibles en apparence, &
qui échappent à la vue; tels font
ceux des orfévres qui s'occupent
aux *filigrannes*, les lunetiers & faifeurs de *microfcopes*, les *graveurs de
cachets* fur des pierres précieufes, les

peintres en *mignature*, sur-tout en
portraits sur des bagues, enfin certains écrivains rafinés qui s'étudient
& se piquent d'écrire des Piéces en-
tiéres sur de très-petits morceaux
de papier, comme celui dont Pline rapporte qu'il étoit parvenu à
écrire l'*Iliade d'Homere* sur un morceau de papier si mince, que l'on
pouvoit l'enfermer dans une noix.
Que quelque artisant de ce genre
(car enfin la fortune ne leur est pas
toujours favorable) vienne à se pré-
senter à la Médecine des Pauvres,
quelle faute ne feroit-on pas, si l'on
venoit à traiter les maux d'yeux de
ces ouvriers, à raison des humeurs
ou fluxions qui seroient sur ces organes? Car ce sont la plupart des
myopes, & la cause de cette maladie est toute dans les membranes
de l'œil. En effet il n'est pas étonnant qu'ils contractent une indispo-
sition de cette espéce, car par la
contention avec laquelle ils sont
obligés de travailler sur des objets
très-fins, ils tiennent continuellement la *retine* approchée du *cristal-
lin* & de la prunelle. Or cette po-

fition de fibres & de membranes
s'affermiffant par l'habitude journaliére ; il en arrive une double caufe d'affoibliffement dans la vue ; &
l'une & l'autre de ces caufes eft originairement dans les *folides*. *L'ato-*
nie, ou le mouvement *tonique* qui
eft continuel dans les membranes,
fait le fond de la *myopie* ou vue
courte, en ce que l'humeur *aqueufe*
ou le *criftallin*, peut-être même
tous les deux ne s'épaiffiffent alors,
que par l'état de *preffion* où les tiennent les folides qui fe font *fpafmo-*
diquement rétrecis & accourcis. C'eft
en effet ce qu'a vû arriver le Docteur *Ramazzini* à une femme Juive,
dont l'adreffe, & la dextérité à enfi-
ler frauduleufement des perles, alloit
jufqu'à en impofer à la vue des autres qui ne pouvoient appercevoir
la fourberie que cette Juive ap-
portoit à cet art. Auffi fut-elle obli-
gée de quitter le metier, & il lui
fut impoffible de trouver des lunet-
tes qui lui fuffent propres.

Cette maladie eft d'autant plus
affligeante qu'elle eft fans remédes,
de forte que ni les purgations ni les
faignées,

faignées, ni tous les collyres du
monde n'y peuvent rien, quand le
mal eft confirmé. Il refte à confeiller par précaution à ces artifans,
l'ufage des conferves, & d'avoir
foin de ne pas tenir la tête fi affi-
düement panchée fur leurs ouvrages, qu'ils ne permettent de tems
en tems à leurs yeux de fe diffiper
fur des objets qui les réjouiffent:
par ce moyen on profitera de la
facilité que l'on donne aux membranes des yeux de prendre différens mouvemens; c'eft ainfi que les
differentes *ofcillations* des folides s'entretiennent, en même tems que la
fluidité des humeurs & leur limpi-
dité fe confervent, parce que tout
le mechanifme de la fonction des
yeux, ne confifte que dans la facilité de la prunelle à fe dilater &
à s'approcher plus ou moins de la
retine. fuivant les occafions; & pour
cela ceux qui fortent des cachots fe
trouvent prefque aveugles, jufqu'à
ce qu'ils aient pendant quelque tems
donné le loifir à ces organes de reprendre le *ton* de leurs fibres.

Les mêmes accidents menacent

Tome II. Q

XXXI.
Copiſtes
d'anciens
manu-
ſcrits.

auſſi ceux qui déchifrent de vieil-
les écritures, de vieux Titres, &
qui liſent habituellement d'anciens
manuſcrits, *Latins*, *Grecs*, *Hébreux*,
Chaldaïques Syriaques, &c. dont la
vue s'affoiblit, s'accourcit ou ſe
perd par la violente contention où
ſe trouvent jour & nuit les fibres
& les membranes des yeux. Auſſi
ces maux ne ſont point ſuſceptibles
des remédes ordinaires, parce que
ce ſont des affections locales & fi-
xes qui s'attaquent au fond de ces
organes, telles ſont les *cataractes*
cauſées alors par le reſſerrement des
humeurs *aqueuſe* & *criſtaline*, dans
les tuniques *arachnoïdes* qui les contiennent, ou par l'état *tonique* des
membranes qui les entourent. Les
Ecrivains de profeſſion qui gagnent
leur vie à écrire & à copier ſans
ceſſe des manuſcrits ou ſemblables
ouvrages ſouvent mal écrits ou grif-
fonnés, ſont encore expoſés à perdre la vue par les mêmes raiſons.
Mais ce qui prouve ſenſiblement
l'*atonie* où tombent les fibres nerveuſes dans ces ouvriers, c'eſt qu'à
force d'écrire leurs bras ſe trouvent

tellement affoiblis qu'ils deviennent paralytiques. Le Docteur Ramazzini en rapporte un exemple bien notable dont il a été témoin oculaire. Un *Scribe* ou Notaire, comme il l'appelle, avoit tellement laſſé ſon bras droit à force d'écrire, que le mal étant au-deſſus des remédes, ce bras demeura paralytique ; mais ne voulant pas perdre le profit conſiderable que lui rapportoit ſa plume, il s'accoutuma à écrire de la main gauche avec la même aſſiduité, de maniére que cette main encore devint paralytique. Peut-on s'en prendre en pareil cas aux vices des humeurs ? N'eſt-ce pas plûtôt une preuve manifeſte que les *ſolides* ont une part ſinguliére dans ces ſortes de maux.

Un autre metier de la claſſe de ceux qu'on nomme *ſedentaires*, c'eſt celui des *chaudronniers* qui étant aſſis, travaillent continuellement ſur le cuivre, qu'ils battent ſans ceſſe avec des marteaux. Ce bruit continuel (qui eſt même inſupportable à tout un voiſinage) leur étourdit la tête à eux-mêmes, &

XXXII.
Chaudronniers.

léur rompt les oreilles à tel point,
qu'à la fin ils deviennent entiérement sourds, & c'est l'effet de ce
bruit continuel & trop violent,
qui force le *ton* de la *membrane du
tambour*, ou timpan de l'oreille; de
même que ceux des Egyptiens qui
font dans le voisinage des *cascades
du Nil*. Il en est de même des *cano-
niers*, & de ceux qui servent journellement à l'artillerie ; ils contractent d'affreuses surdités, par l'étrange violence, & les fréquentes se-
couffes que la membrane du tambour a à souffrir. Mais un autre
malheur pour ceux qui battent le
cuivre, c'est que de ce metail continuellement pressé dans ses pores, il
s'éleve un *virus ærugineux*, que ces
ouvriers respirent & avalent, d'où
viennent à ces artisans de facheux
maux d'estomac & de poumon.
L'huile d'amandes douces, les or-
geats, les laits d'amandes, le petit
lait de vache & les potages au lait,
soulagent bien ces malades ; mais
pour peu que leurs corps & leur
tempérament tendent vers le sec
ou le *phthisique*, ils n'ont de sûreté

qu'en abandonnant le metier. Ainfi
repéte encore le Docteur *Ramazzini*, un Médecin doit donc toujours
s'informer de la profeffion qu'exerce un malade; car, comme il le
fait remarquer, c'eft une obfervation particuliére dans les maladies
de ces ouvriers en cuivre, d'étre
fujets à avoir dans les fievres des
bruiffemens ou des tintemens d'oreille, & quelquefois des furdités.
Mais comme ces accidents ont leur
origine dans la nature du metier
qu'exerce le malade lorfqu'il eft en
fanté, ces accidents font bien moins
terribles.

Enfin rien ne marque plus manifeftement le pouvoir des *folides*
pour faire des maladies, que ce
qui arrive aux *chanteurs* & aux *chan-
teufes*, qui font fujets non-feulement à des enroüemens, qui font
les effets du *fpafme* où reftent les
véficules du poumon, mais encore
à des crachemens de fang mortels,
& quelquefois à des *piffemens* de fang
en ceux des *muficiens* qui fe font for-
cés à chanter fur le théatre. De-là
viennent des phthifies mortelles.

XXXIII.
Les Mu-
ficiens.

C'est ce que prouve l'Histoire de
l'affranchi de *Pline* le jeune, qui
recommande, par une lettre * très-
digne d'être lûe, cet affranchi nom-
mé *Zosime*, qui avoit épuisé sa santé à son service, en faisant auprès
de lui la fonction de lecteur, Pline
recommande qu'on ne le laisse manquer de rien dans la maison de
campagne, où il l'envoioit pour y
prendre le bon air qu'on y respi-
roit.

Je crois en avoir dit assez sur les
maladies des *artisans*, dans lesquelles je n'ai eû en vûe que de marquer les principales singularités
qui s'y trouvent, par rapport aux
differentes professions ou metiers
des malades, pour faire entrer dans
les notions qui rendent facile la
Médecine des Pauvres, en la mettant à la portée de ceux que la charité voudra faire leurs Médecins.
Il resteroit cependant bien d'autres
metiers à parcourir; mais après
l'examen que j'ai fait là-dessus, je
suis sûr que par le détail des maladies rapportées à l'état des professions dont j'ai parlé ici, l'on

* L. 5.
Ep. 19.

trouvera suffisamment de quoi connoître tout ce que les maladies des
autres artifans peuvent avoir de fingulier, parce qu'elles fe rapportent
toutes aux idées que j'en ai données :
il me refte à faire obferver les fin-
gularités des maladies dans les différens fexes, dans leurs différens états,
& dans les différens âges ; c'eft la matiére des maladies des *femmes*, & des
différentes difpofitions par où elles
paffent ; de celles des enfans ; enfin
de celles des vieillards. C'eft de ces
fources que l'on tire des obfervations effentielles, pour fe mettre au
fait du génie, du caractére, & des
différences des maladies ; & en conféquence, pour entrer dans les vûes
juftes & propres pour les traiter &
pour les guérir.

Il faut divifer les maladies des XXXIV.
femmes, fuivant les différens états Maladie
de toutes les perfonnes du fexe. Ces des per-
états font ceux de filles, de femmes, du fexe.
de femmes groffes, d'accouchées &
de nourrices : toutes ces différentes
fituations demandent des vûes différentes dans le Médecin, parce que
dans toutes ces occafions la nature

change ſes opérations. Tout conſiſte donc à bien connoître la diſpoſition des vaiſſeaux ; la différence
qu'ils ont dans les differens ſexes,
les varietés qui ſe trouvent dans les
différentes conditions des femmes,
& ſuivant les differentes *craſes* qu'acquiert le ſang eu égard à la nourriture, aux accidens de la vie, & aux
paſſions de l'ame bonnes ou mauvaiſes. On ſcait que par des pen-
chans, des paſſions, ou affections
excitées, le ſang & les eſprits prennent differens reſſorts dans leurs
cours, ou des déterminations différentes ; ce qui eſt la matiere de différens remédes, ou l'occaſion de
changer de methode ou de conduite pour la cure des maladies.
Auſſi, comme le remarque un très-
ſçavant Médecin * dans la connoiſ-
ſance & la cure des maladies des
femmes, on fait de grandes fautes
dans la pratique, l'on s'occupe trop
peu ou preſque jamais de la différence qu'il y a entre la diſpoſition,
le nombre & l'arrangement des
vaiſſeaux dans les corps des femmes, d'avec celles qui ſe trouvent

en

* *De*
Moor,
Pathol.
cerebri.
p. 488.

en ceux des hommes. Une *ligne*, dit ce fçavant Médecin, plus ou moins, foit dans la capacité des vaiffeaux, foit dans leur longueur, leurs crifpations, leurs contractions, leurs accourciffemens, varie étrangement l'étendue & la difpofition des membranes; cependant toutes ces confidérations font très-fouvent omifes par les Praticiens dans la cure des maladies des femmes. Car, ajoute-t-il, l'arrangement, l'ordre, ou la difpofition des vaiffeaux eft naturelle ou acquife, c'eft-à-dire, originaire ou occafionnelle, & ainfi le volume du fang venant à fe groffir, les réfiftances fe multiplient dans les vaiffeaux; parce qu'ils changent eux-mêmes de *ton*, de groffeur, de capacité, d'étendue. En conféquence les efprits venant à *s'effaroucher*, les membranes & tout le genre nerveux font gonfler les parties, & les mettent en fpafme & en contraction. Ce font autant de digues qui s'oppofent à la circulation du fang, & alors, quels efforts, quelles angoiffes, quel travail pour la nature qui a à fe defendre contre toutes ces

Tome II. R

révoltes. En faut-il davantage pour exciter dans l'œconomie animale tous les troubles que souffre la circulation du sang dans les maladies des personnes du sexe.

XXXV.
Maladies des jeunes filles.

Pour entrer dans la juste idée qu'il faut s'en faire, l'on doit observer premièrement que les vaisseaux que la nature a si étrangement multipliés dans les parties basses, & sur-tout dans les organes qui font le propre du sexe, sont institués non seulement pour la santé & la vie de chaque individu, mais encore par un rapport éloigné, pour la propagation de l'espéce. Ainsi ces vaisseaux qui sont faits dans de jeunes filles pour les tenir en santé pendant leurs jeunes ans, leur attirent toutes sortes de maux, lorsque par l'accroissement de l'âge elles deviennent les sources du genre humain par la production de nouveaux hommes, qu'elles deviennent capables de mettre au monde. La nature déclare cette disposition quand ces jeunes corps approchent de l'âge de quatorze ans : jusqu'alors le volume de la masse du sang, les capa-

cités des vaiſſeaux , & les diametres des ſécrétoires étoient en proportions reciproques , de ſorte qu'ils
ſe ſuffiſoient mutuellement pour entretenir l'équilibre de la ſanté de
chacune. C'étoient donc comme des
pierres d'attente , que tous ces vaiſſeaux du bas ventre , juſqu'au tems
qu'ils devoient ſe dilater pour donner paſſage à une circulation plus
abondante , & en particulier à la
portion de ſang qui doreſnavant devoit s'évacuer tous les mois. Mais
ſi la maſſe du ſang ſe préſente trop
groſſie pour ce paſſage avant que
les vaiſſeaux aient pris des capacités
convenables , & que les *ſecretoires*
(qui naiſſent de ces vaiſſeaux) ſe
trouvent ſuffiſamment développés ,
ce ſont des efforts que les fluides ou
le ſang ont à faire. contre les *ſolides* ,
tels que ſont les tuniques de ces
vaiſſeaux & de ces ſecrétoires ; &
voilà l'origine au naturel des ſuppreſſions par leſquelles commencent
ſouvent les *pâles couleurs* , & tous
leurs ſymptomes.

Il eſt une cauſe bien naturelle de
ces ſuppreſſions , elle ſe trouve ,

cette caufe, dans l'arrangement, le nombre & la fituation des vaiffeaux qui ont à fervir ou à préparer l'évacuation du fexe. Car il eft remarquable que les vaiffeaux *préparans* font beaucoup plus courts dans les corps féminins que dans ceux des hommes. C'eft qu'en ceux-ci la nature prolonge ces vaiffeaux jufqu'à les faire fortir dans des efpèces de guaines au dehors de la capacité du ventre, au lieu que dans les corps féminins, les vaiffeaux préparans bornent leurs longueurs aux *corps ovulaires*, c'eft-à-dire au milieu du baffin de l'*hypogaftre*, qui contient dans l'un & l'autre fexe les parties qui les forment ou les défignent. Ainfi le fang qui dans les femmes aborde prochainement & abondamment par les artéres *préparantes*, venant à trouver les vaiffeaux de la région limitrophe remplis & occupés, ce font des *congeftions* fanguines qui réfultent du refus que font les vaiffeaux, & principalement les *excrétoires*, de donner paffage : mais en même tems le fang qui afflue comme au rendez-vous de l'évacua-

tion réglée par la nature, abordant
par mille rameaux des artéres *hypo-*
gaftriques ou *iliaques*, & les *hémorrhoi-*
dales, c'eft la matiere de ces reflux
de fang qui fe réfilie par tout le bas
ventre, dans la poitrine, & jufqu'au
cerveau. Or la *réfilition* de ce fang
repouffé de bas en haut fera d'autant
plus impétueufe que le jet s'en eft
fait de plus haut & par une voye
déclive; car l'aorte avant que de former les *artéres préparantes*, paffant
par-deffus la veine cave, forme une
efpéce de *talus* qui fert à lancer avec
plus de rapidité le fang des artéres
préparantes fur les hypogaftriques
qui doivent fournir à l'évacuation
du fexe. Mais fi ce font de jeunes
perfonnes qui aient bû du vin, ou
qui fe foient nourries de viandes
fucculentes, ou, ce qui convient
mieux à la Médecine des Pauvres,
fi ces jeunes perfonnes fe font fait
un fang & des humeurs, avec des
àlimens *falés*, épicés, peut-être groffiers, alors le fang plus gonflé dans
ces parties, préfente aux vaiffeaux
fécrétoires plus de volume que n'en
comportent leurs capacités, & de-là

naiffent les caufes ordinaires des fuppreffions qui font les pâles couleurs.

Mais ce qu'il faut fingulierement remarquer, c'eft la part que les *folides*, ou le genre nerveux, prennent effentiellement dans ces maladies. Car ce font les tuniques des vaiffeaux qui réfiftent à l'entrée du fang dans les vaiffeaux, & ce font ces réfiftances d'où naiffent tous les fymptomes *fpafmodiques*, qui accompagnent les pâles-couleurs ou qui les fuivent.

XXXVII
Vapeurs.

V. *De Moor Pathol. cerebri, p. 499.*

Le comble du mal en pareil cas, c'eft lorfque les impreffions de l'ame fe mêlent pour quelque chofe dans cette maladie. Les vapeurs qui furviennent quelquefois aux jeunes perfonnes les effrayent; elles s'imaginent que cela les deshonore dans le monde, leur crainte augmente à proportion de la pudeur & de la retenue dans laquelle elles font fur les infirmités de leur fexe; ces frayeurs deviennent fouvent dans ces jeunes filles une affection d'efprit; & une paffion qui, quoiqu'exemte de crime, redouble cependant leurs maux & leur attire fouvent les fymptomes les plus graves

& les plus opiniâtres à guérir. Que
fera-ce donc si quelque autre passion
du nombre de celles qu'excite le
démon de la chair vient revolter les
esprits jusqu'au point de les mettre
en désordre, & leur faire commet-
tre tant d'écarts d'imagination, &
tous les spasmes, gestes, & convul-
sions que causent les déplaisantes
vapeurs qu'on ne nomme point. J'ai
déja dit plusieurs fois que toutes les
maladies étoient causées ou par la
partie *rouge* du sang, ou par sa partie *blanche*, cela se trouve confirmé
particuliérement dans les maladies
du sexe : ces maladies appartiennent à la partie blanche lorsqu'elles sont originairement *spasmodiques*.
C'est donc une distinction très-utile
à faire, que de bien observer si une
suppression qui arrive dans une personne du sexe, est essentiellement
ou originairement *spasmodique-vapo-
reuse*, ou bien si elle est *sanguine-hu-
morale*, de maniere que ce que celle-
ci auroit de *vaporeux spasmodique* ne
fût qu'un accessoire au fond de la
vraie maladie. Car pour lors c'est
au sang principalement qu'il faut

R iv

appliquer les remédes, & n'y mêler les *calmans antihysteriques*, que comme des adoucissans qui donnent le tems à la circulation du sang de se remettre & de reprendre son ordre, son égalité & ses régles. Tout ce qu'on a dit ailleurs sur les *congestions sanguines* doit s'appliquer au cas présent, sans qu'il soit nécessaire de le répéter ici, où l'on ne veut que faire remarquer les singularités des *congestions sanguines* dans les corps des femmes. Pour ne s'y pas tromper, il y a une attention à faire, elle est générale ; c'est de bien comprendre que dans les personnes du sexe le défaut dans lequel tombe l'évacuation qui leur est propre, est un retard ou une retenuë, ou bien une *suppression* arrivée par quelque accident ; dans ces cas la cure est très-différente. Une jeune fille atteint un certain âge, cependant elle ne voit rien de cette évacuation, il ne faut que laisser faire la nature en la dégageant de tems en tems par quelques saignées du bras, aidée d'ailleurs de l'usage abondant des *délayans*, ne fût-ce qu'en buvant

de l'eau , elle prendra son cours
pour l'évacuation que l'on attend.
Au contraire , les *apéritifs* précipi-
tés , sur-tout s'ils vont de compa-
gnie avec les *purgatifs*, achévent de
mettre le désordre dans les distributions du sang. On commettra
encore une faute très-considerable
si l'on commence cette cure par la
saignée du pied , car deux raisons
s'y opposent , 1°. Le sang accumulé dans les vaisseaux sanguins artériels des parties basses, ne comporte
point l'action d'une saignée comme
celle du pied , qui augmentera la
collection qui surcharge déja ces vaisseaux. 2°. C'est attirer le sang à un
passage qui n'est ni libre ni ouvert,
parce que les *sécrétoires* ne sont pas
encore suffisamment développés.
C'est donc ici qu'il faut faire usage
de la Médecine qui opère avec pa-
tience , *cum expectatione* ; & par ces
attentions , un Médecin assure la
santé de ces jeunes personnes. Si
quelque occasion surprenante , un
saisissement , par exemple , ou quelque impression subite , ne fût-ce
qu'une peur passagére , une indis-

crétion à se mettre les bras ou les
jambes dans l'eau froide ; enfin que
quelque cause semblable arrête ce
qui se passoit dans le corps d'une
jeune fille, il ne faut pas s'étonner pour cela ni recourir trop précipitamment aux remédes, il suffi-
ra d'exprimer du jus d'*orange aigre*
dans un verre d'eau où l'on aura
dissout une once de syrop de capil-
laire, ou quelques gros d'*eau de canelle orgée* ; cela rappellera bien-tôt
l'évacuation supprimée. Si la suppression étoit douloureuse, parce
que l'estomac ou le genre nerveux
se mettroit en convulsion, un grain
ou un demi grain de *laudanum*, dans
une cuillerée d'eau de canelle cal-
me ce soulevement spasmodique &
rétablit l'évacuation supprimée.

XXXVIII.
Evacua-
tions
trop con-
sidera-
bles ou
trop fré-
quentes.

Mais autant que cette évacuation
cause de maux quand elle manque,
autant en occasionne-t-elle lorsqu'elle devient énorme, ou qu'elle
devient trop fréquente & presque
habituelle, deux sortes de perte de
sang qui altérent infiniment la santé des jeunes personnes du sexe.
Ce seroit se tromper grossièrement

que d'employer auffi-tôt les aftringens ; mais la bonne méthode c'eft
de prévenir ou de diminuer le volume du fang , d'en rabatre les im-
petuofités , d'en affoiblir la turgefcence & l'ardeur. Pour tout cela il ne faut que quelques faignées
de tems en tems , du régime , fe
priver de l'ufage du vin & des
alimens trop apprêtés. Il fuffira de
prendre beaucoup de bouillons d'*or-*
ge , *de ris* , *de millet* , & en cas que
le mal fît trop de progrès , donner
les poudres de *nitre* préparé , de *bol*
armene , de *cachou* , &c. arrofé de jus
de grenade , ou de quelques *goutes*
anodines. Enfin le mal devenant pref-
fant , il feroit inceffamment calmé
par l'ufage du *fel fédatif* , & encore
plus efficacement par le moyen de
la *liqueur minerale-anodine.* Un autre
accident qui tourmente plufieurs de
ces jeunes perfonnes , ce font des
tranchées ou des *coliques* , qui accompagnent en elles tout le tems
de cette évacuation Le reméde à
ce mal eft principalement un reméde de précaution ; car il faut obferver que c'eft un fang *flatueux* ,

bouffant & trop ardent qui fait-ce
désordre. Pour donc rendre l'évacuation insensible, la boisson d'eau
chaude, mais abondante dans
les repas même, l'usage des infusions *théiforme* de fleurs de camomille, de guimauve, de coquelicot, les émulsions légéres faites
avec les semences de *pavot blanc*, &
le syrop de nenuphar ; l'habitude à
se laver les jambes dans l'eau tiede,
ou, ce qui feroit encore mieux, les
demi-bains (hors le tems de l'évacuation) ; le tout observé en me-
nant une vie sobre & frugale,
évitant sur-tout l'usage du lait,
tout cela prépare le sang à sortir
tranquillement : cependant le cas arrivant toujours le même & douloureux, il faut employer les infusions de *gallium*, ou bien quelques
goutes de *liqueur anodine-minerale* dans
quelques cuillerées d'eau, pour faire quelques petites doses d'une espéce de limonade anodine, laquelle étant prise sagement modere le
mal sans intéresser le cours de l'é-
vacuation. Une disposition acquise,
comme l'appelle l'Auteur ci-dessus

cité * , cause & entretient ces fortes de pertes ; car le nombre des
vaisseaux que la nature a destinés à
l'évacuation du sexe , forment une
espéce de groupe , tant que ces
vaisseaux demeurent dans leurs capacités naturelles , les secretoires
qui en résultent, restent dans leurs
diamétres ordinaires , & dans leur
alternative de *ton naturel* , pour s'ouvrir ou se fermer dans les tems,
& dans les periodes marquées par
la nature. Toute cette œconomie
se trouve changée lorsque tous ces
vaisseaux viennent à se trouver
gorgés & infiltrés de sang : ce
sont alors des réservoirs qui en regorgent, & voila la cause des pertes. Mais ces pertes dégénérent en
écoulements longs & difficiles à tarir , quand les issues des *excretoires*
ou leurs *diamétres* demeurent comme béants & entr'ouverts : pour
lors les fluides quels qu'ils soient,
s'échappent continuellement. Au
contraire lorsque tous ces vaisseaux
prennent une disposition opposée,
soit par leur resserrement *spontané* ,
mais *spasmodique* , soit par la forte

* *De*
Moor.

action d'*aftringents* prématurément
employés, il se forme une espéce de digue qui repousse le sang
vers les parties superieures. Cela
se comprend aisément, en confide-
rant la situation perpendiculaire de
l'*aorte*, laquelle se donnant un *talus*, en montant sur la *veine cave*,
avant que de produire les *artéres
fpermatiques*, descend rapidement
par cette disposition déclive dans
le baffin de l'hypogaftre. Mais là
elle se partage & se répand par les
hypogaftriques & les *hémorrhoïdales* sur
l'organe propre du sexe. Or tout
étant comme bouché par le *fpafme*
dans ces vaiffeaux, & par les membranes qui les foutiennent, le sang
qui tombe impétueufement, & de
haut par les *fpermatiques*, & abondamment par les *iliaques*, se réflé-
chit promptement par les veines de
même nom dans la *cave*. Alors ce
volume ne trouvant point d'iffuë
affez prompte, il s'en fait des congeftions dans les vifcéres, & parce que l'eftomac eft à peu près à la
hauteur de l'endroit d'où defcen-
dent les artéres *fpermatiques*, c'eft à

cette hauteur que le fang remonte, à la maniére d'un jet d'eau dont l'eau s'élève en l'air à la hauteur de l'endroit dont elle eft defcendue. Ce vifcére donc offrant d'abord à ce volume des vaiffeaux amples & nombreux, c'eft là que fe portent les efforts du fang pour s'échapper. De-là viennent les maux de cœur, les dégoûts, les pertes d'aperit & tous les maux qui fatiguent l'eftomac dans le tems des pâles couleurs. Par ces efforts fi quelque artére vient à s'ouvrir dans l'eftomac ; ce feront des vomiffemens de fang, accidents ordinaires qui accompagnent les fuppreffions dans les jeunes perfonnes du fexe. Si les artéres de l'eftomac oppofent trop de réfiftance à ce volume du fang qui remonte des parties baffes : ce fera comme une ravine qui fe jettera fur le poumon, dont elle trouvera les artéres plus mollaffes & plus aifées à forcer dans leurs diamétres, voila des *toux*, des *oppreffions*, & femblables angoiffes, qui fe terminent à des *crachemens de fang*. Si cette ravine monte vers le

cerveau, & qu'en chemin faifant
elle puiffe fe faire jour par les ar-
tères des narines, ce feront des *fai-*
gnemens de nez qui arrivent très-fouvent dans ces mêmes maladies. Si
toutes ces iffuës fe trouvent fer-
mées à la *fublimation* du fang vers
le cerveau, il en réfultera de cruels
maux de tête, des *battemens d'arté-*
res, des affoupiffemens, peutêtre
quelque chofe de pis en ce genre.

L'on a traité à fond tous ces différens maux en parlant ailleurs des
pâles couleurs; le principe que j'ai
avancé fur les *congeftions fanguines* que
j'affure être la caufe de toutes les
maladies, ne fouffrira pas ici de
contradictions. Il n'eft point de
maladies dans lefquelles cette caufe
foit plus évidente que dans celles
dont je viens de parler. Auffi ne
les guérit-on qu'en s'attachant à remettre la circulation du fang dans
fon égalité, en la rapellant à fes
fonctions ou à fes ufages naturels
afin qu'elle parcoure aifément toutes les régions qu'elle doit occuper : toutes ces maladies demandent

dent l'ufage de la faignée, aucune
d'elles en fa maniéré ne peut fe
paffer de fon fecours. Une *perte
de fang* l'indique & la demande effentiellement, fur-tout celle du bras,
car celle du pied eft rarement néceffaire, & elle ne convient jamais
qu'après avoir épuifé tout ce qu'on
peut attendre de celle du bras. A
ce fecours principal doit fe joindre
un grand repos de corps & d'efprit ; c'eft pourquoi en cas de perte
énorme, il faut faire ceffer toute
action & faire coucher la malade
fur de la paille dont l'on aura gar-
ni une paillaffe. On lui fera boire
de l'eau froide, & les bouillons
qu'on lui fera prendre ne feront
que de veau avec des herbes pota-
géres fuivant la faifon, comme la
laitue, le *pourpier*, la *chicorée de jardin*, l'*ozeille*, le *concombre*, la *citrouille.* On lui donnera auffi des poudres
abforbantes légérement aftringen-
tes-anodines, avec la liqueur minerale - anodine, ou bien une *limonade minerale*, faite avec l'*aigre de
foufre* ou l'efprit de vitriol dans beaucoup d'eau, & un peu de fucre:

Tome II. S.

rofat ; tous les foirs on lui fera
prendre des émulfions faites avec
les femences de *plantin*, de *laitue*,
de *pourpier*, de *payot blanc*, & le
fyrop de nénuphar ou de diacode,
& un peu d'eau rofe en cas de foi-
bleffe. La perte devenant habituelle, l'on emploiera les nouvelles eaux de Paffi, de la troifiéme
fource.

XXXIX.
Dangers
du dé-
range-
ment d'é-
vacua-
tion.

Au contraire fi le fang refufé aux
paffages par fes fecretoires naturels,
s'élevant vers les parties fupérieures, infulte l'eftomac ; après un
préalable fuffifant de la part de la
faignée du bras, il faudra pratiquer
celle du pied une fois ou deux, puis
en cas de maux de cœur, emploier
la *thériaque* mêlée avec la confection
d'hiacinte, & faire ufage d'une infufion théiforme, mais légère de
mente & de *zeftes* d'écorce d'orange ou de citron. Le mal de cœur
s'opiniâtrant il faut faire vomir
avec l'*oximel* & l'huile d'amandes
douces, en faifant avaler enfuite
beaucoup d'eau chaude, où l'on
aura fait bouillir légérement un peu
de bonne *cane*.*le*. Lorfque le vo-

miſſement de ſang arrivera (car la
malade en ſera ſouvent menacée)
il ne faut point employer les aſtrin-
gents, il ſuffira de lui donner à la
cuillere, d'une potion faite avec le
diaſcordium dans l'eau de plantin &
d'abſinthe, où l'on aura ajouté les
coraux, le cachou & le ſyrop de
karabé en petite quantité. L'on fera boire beaucoup d'eau de ris ou
de millet, & en cas de beſoin de
plus fort aſtringent, l'on en viendra à l'uſage de la teinture de roſe,
ou de quelques goutes de la *liqueur
anodine-minerale*. Les mêmes ſecours
regardent les *crachemens de ſang*, aux
acides près dont il faut ſe garder,
& cependant approprier les *tempe-
rants* à la nature du poumon. Ce
feront par exemple les eaux d'orge émulſionnées avec les ſemences
de pavot, de melon & de citrouille, & le ſyrop de diacode; les poudres de *ſuccin* préparé, de corne de
cerf, d'ivoire avec le nitre préparé, un peu de cachou quelques
goutes anodines dont l'on arroſe
ces poudres. L'on en vient aux pi-
lules de *cynogloſſe* au moins tous les

foirs, en cas de toux importune ou
trop violente. Enfin fi le mal dégé-
néroit en rechutes, comme autant
d'accès qui rappelleroient les crachemens de fang, il faut alors employer le quinquina *aftringent-narco-
tique*, comme on l'a dit ailleurs.

Ce fang emporté avec tant d'a-
bondance vers le cerveau y caufe
ces douleurs cruelles & fi difficiles
à guérir dans les pâles couleurs, ou
des affoupiffemens létargiques &
dangereux qui fatiguent les malades de ce genre. Car ou ce fang
paffant dans le cerveau, fe répand,
en y entrant, en congeftions *phlegmoneufes* fur les membranes, de la
dure & *pie-mère* qui l'envelopent;
& de-là viennent ces furieux battemens artériels dont ces malades fe
plaignent dans la tête; ou bien en
s'engageant dans la fubftance *corti-
cale*, il en réfulte une autre congeftion *phlegmoneufe*, parce que c'eft
une autre partie que l'affection phlegmoneufe occupe. Or le cours des
efprits fe trouvant arrêté dans fon
principe, c'eft un ralentiffement qui
paffe dans la lymphe *nervale*, &

par elle dans le cerveau ; ainſi ſe
produiront ces affections *ſoporeuſes*
qui tiennent les malades dans des
aſſoupiſſemens très - incommodes
d'abord, mais qui deviendront très-
dangereux , ſi la diſpoſition *phlegmoneuſe* pénétrant plus intimement
la ſubſtance *medullaire* du cerveau ,
va ſe communiquer aux membra-
nes *aracnoïdes* qui renferment les fibres médullaires , car alors les malades ſont menacés de ces *apople-
xies* qu'Hippocrate nomme *fortes* ,
qu'il eſt impoſſible de diſſiper. Les
ſaignées redoublées préviennent ces
maux ou y remédient ; mais aucune n'y eſt ſi efficace que celle de
l'*artére*, ou de la gorge , de ſorte
qu'après en avoir ſuffiſamment tiré par le bras & par le pied , l'on
trouve un puiſſant ſecours dans les
ſaignées des jugulaires, je dis les
ſaignées , parce qu'on peut ſans
danger réiterer la ſaignée des jugulaires. On emploie enſuite les
purgatifs , mais ceux-là ſeulement
qui portent dans le ſang le moins
de trouble qu'il eſt poſſible, tels
que ſont les ſels *d'Angleterre* ou *po-*

lychreſte avec la manne en deux ou
trois verres d'eau, où l'on diſſout
quelques grains de *tartre émétique*,
ou bien les tiſanes laxatives données en lavage, comme celles qui
ſe font avec deux onces de *tamarins*
bouilli avec deux gros de ſéné mon-
dé dans une pinte d'eau, où l'on
diſſout trois ou quatre de ces grains
de *tartre*; l'on donne cette tiſanne
par verres, plus ou moins ſuivant
l'état de la malade. Mais après
ces évacuations l'uſage du *mars* eſt
encore néceſſaire, parce que ſa vertu principale conſiſtant dans la *dé-
preſſion* où il oblige la maſſe du ſang
de ſe mettre, les particules du *mars*
s'apeſantiſſent ſur les globules du
ſang, & contraignent toute ſa maſſe à ſe rabattre vers les parties baſſes, c'eſt remettre la circulation
du ſang dans ſon niveau naturel,
& la ſanté en chemin de ſe rétablir;
il eſt même ſurprenant de voir la
promptitude, ou le ſuccès merveilleux du *mars*, dans différentes ſortes de maladies des femmes.

Voici un remède moral qui eſt
dans la bouche de tout le monde

pour la guérifon des pâles couleurs.
Il faut, dit-on par-tout, marier les filles qui les ont. Il ʃemble auʃʃi que ce
ʃoit le conʃeil de S. Paul, par lequel
on voit qu'il vaut mieux marier ces
filles, que de les laiʃʃer bruler :
Meliùs eʃt nubere quàm uri *. Il eʃt
donc un feu légitime & innocent
pour les filles chrétiennes qui au-
toriʃe & diʃculpe le mariage, parce qu'il le demande pour elles. De
malignes plaiʃanteries voudroient
deshonorer cette diʃpoʃition, mais
elle eʃt ʃans péché, ʃuivant cette
déciʃion de l'Apôtre, qui plaint ʃeu-
lement celles qui s'y trouvent aʃʃu-
jetties, & auxquelles il auroit ʃou-
haité de pouvoir épargner les tri-
bulations de la chair, les traver-
ʃes & les ʃuites de l'état de mariage : mais ce ʃaint Apôtre leur par-
donne ces diʃpoʃitions qu'il ne dépend point d'elles de ne pas reʃ-
ʃentir, *vobis parco.* C'eʃt à la Médecine qu'il appartient d'expliquer au
juʃte les cas, les occaʃions & les
raiʃons qui font que le mariage
guérit ces filles. Ce ʃont des corps
où le ʃang accumulé exceʃʃivement,

XL.
Le Ma-
riage re-
médie
aux pâles
couleurs.

Cor. c.7.

bouillant dans les vaiſſeaux des parties baſſes tourmente ces jeunes perſonnes par l'importunité de ſon feu, & par le poids que ſon ſéjour cauſe dans ces endroits. Une couche venant à les ouvrir les décharge abondamment par les ſuites qui en arrivent. La circulation du ſang s'en trouve en conſéquence d'autant plus facile, que devenue plus légere, le ſang & les vaiſſeaux ſe trouvent plus à l'aiſe, & la ſanté s'apperçoit infiniment moins des ſéjours que cauſe au ſang *la plethore* qui ſe fait enſuite de mois en mois dans ces parties. Mais il eſt bon en même tems d'avertir du danger que l'on fait courir à de jeunes filles, quand on les marie de trop bonne heure, ou avant que le développement ſe ſoit ſuffiſamment fait des fluides & des ſolides dans les organes qui auroient à ſervir à la formation d'un enfant; car ſouvent il arrive que toutes ces parties n'étant point encore *méables*, ces jeunes créatures ſe trouvent ſtériles & infécondes, le trouble ſe mettant alors dans les ſolides & les fluides que l'on a

commis

commis mal à propos & prématurément les uns contre les autres, l'on
rend ces jeunes perfonnes languif-
fantes ou infirmes, fouvent pour
le refte de leur vie. Tant il eft
vrai que le mariage fi fort vanté
pour la guérifon des maladies des
filles, a fes inconvénients ou fes
dangers, fi le préjugé bien plus que
la raifon, ou la connoiffance de
l'œconomie naturelle en eft le principe ou la règle.

Suivant ce que je viens de dire, **XLI.**
on voit qu'il eft très-important pour *Il ne faut*
la fanté de ne point prévenir les in- *point marier*
tentions de la nature ; c'est pour- *les filles*
quoi on recommande aux peres & *trop jeu-*
meres de famille de ne jamais ma- *nes.*
rier leurs filles, avant que la nature ait donné le fignal qu'en elles eft
éclofe la vertu qui fait les meres :
ce fignal c'est l'évacuation qui leur
eft propre, fans laquelle il n'y a
guère d'efperance d'avoir des enfans : ainfi ces mariages prématu-
rés font fans fruit & fans poftéri-
té. Voila cependant à quoi s'expofent fouvent bien des familles ; n'eft-
ce pas aller contre l'intention du

Tome II. T

Sacrement, & fruſtrer l'Etat de Ci
toyens? Je traiterai ceci un peu plu
au long en parlant des maladies de
femmes groſſes. Mais en attenda
l'on doit avertir celles qui ſe ma
rient des inconvénients auxquel
elles s'expoſent pour leur ſanté
quand elles ſubiſſent ce joug, avä
que la nature ſe ſoit concertée ave
l'état dans lequel elles entrent. E
effet d'où viennent tant d'infirm
tés qui aſſaillent les jeunes mariée
quand la circulation du ſang n'a pä
point encore pris ſes règles pour ſ
dépurer par les voyes ordinaires
elles mettent en mouvement & e
trouble des humeurs & des vaiſ
ſeaux qui ne ſont ni prêts ni diſpoſ
ſés à ces évacuations? C'eſt *agacer* la
nature ſans qu'elle puiſſe s'aider
Movere eſt, non promovere: de plus n'eſt
ce pas par cette raiſon que l'on voit
de jeunes femmes eſſuier des fauſſes
couches, des accouchemens laborieux, difficiles, ſouvent prématu-
rés; & en conſéquence tant de
maux qui ſuivent ces malheureuſes
couches; ſur-tout ces épanchemens
de lait qui en font tant périr, par

ce que la circulation du sang étant mal établie dans les vaisseaux des parties basses, il s'y est trouvé mal dephlegmé, sans jamais s'y être bien dépuré avant les tems du mariage. Je ne crois pas que personne trouve ces réflexions déplacées : d'ailleurs elles sont fondées sur le *méchanisme* naturel & essentiel des parties.

On peut aussi comprendre par ce que je viens de dire, pourquoi il est défendu sous de si étranges menaces dans l'Ecriture aux personnes mariées, d'user du mariage dans le tems que se passe dans la femme l'évacuation propre à son sexe. Il ne faudroit pas rechercher d'autres motifs que ceux de la soumission, quand Dieu parle ; mais indépendamment du péché, & de la punition que l'Ecriture attache à cette défense, l'on comprend par la structure & la situation dans laquelle sont les vaisseaux & les parties dans cette circonstance de la disposition du corps de la femme, qu'elle se prête à une action incapable de satisfaire à l'inten-

T ij

tion du Créateur. C'eſt de donner des enfans qui l'adorent & le
ſervent, & une poſtérité au genre humain. Or une femme en cet
état peut-elle aiſément devenir mere? Quel nom donner donc à une
action qui n'auroit pour principe
que la paſſion ou pour fin l'inuti-
lité? Au contraire l'on voit dans ce
méchaniſme pourquoi une femme
devient ſi aiſément groſſe, au ſortir
du tems de l'évacuation de ſon
ſexe. C'eſt qu'alors la *partie rouge* du
ſang laiſſant libres & comme vuides les *ſecretoires*, c'eſt une méabi-
lité ouverte au ſuccès de l'action
qui ſuivra. Les ſuites mêmes d'une
telle groſſeſſe ſont d'autant plus heureuſes, que la circulation du ſang
s'étant trouvée dans ſon niveau
avant l'impregnation, elle continue
à ſe faire dans le corps de la mere
future ſans trouble & ſans confu-
ſion.

XLII.
Femmes
encein-
tes.

Mais enfin, toutes réflexions faites, une fille devient femme par
le mariage; alors la nature paroît changer l'ordre de ſa conduite,
par les différens arrangemens qu'elle

prend dans l'œconomie animale, nouveau soin par conséquent pour elle & pour la jeune femme, *altera cura.* En effet ces vaisseaux sanguins artériels qui avoient coutume de se décharger tous les mois, vont se trouver fermés pendant l'espace de neuf mois ; & au contraire devenus *secretoires lymphatiques*, ce ne sera dorenavant qu'à la *partie blanche* du sang, qu'ils donnneront passage pour la nourriture de l'enfant qui se forme. Mais que va devenir cette portion rouge retenue dans les vaisseaux du corps d'une jeune femme, qui se nourrit également, chez laquelle cette nourriture abondante augmentant le volume du sang, est cause que les vaisseaux en regorgent ? voila au juste la cause de la *résilition* du sang, qui n'ayant plus ses issues accoutumées, occasionne les maux de cœur, qui sont ordinairement accompagnés de dégoût, de perte d'apetit, & quelquefois d'aversion pour le manger. Ces signes denotent une grossesse commentée. Ce sont cependant de véritables maladies dont les femmes

T iij

demandent d'être foulagées , & c'eft auffi l'objet de la Médecine : mais fera-ce par des vomitifs ? à quoi ex- poferoïent-ils une femme qui com- mence à être groffe ? ne feroit-ce pas évidemment rifquer de perdre le premier fruit de fon mariage ? Sera-ce par les purgatifs ? mais d'où font venues fi fubitement des hu- meurs *peccantes* ou gâtées dans un jeune corps qui étoit la veille en parfaite fanté ?

Il n'y a rien de plus raifonnable que de prendre dans la *difpofition ac-* *quife* , comme l'appelle l'Auteur ci- deffus cité , les raifons du chan- gement qui arrivent dans les vaif- feaux uterins. Car l'on compare le corps humain à un inftrument à cordes , & un tel inftrument fe monte differemment pour faire dif- férens accords avec d'autres. Sur ce modéle , ces vaiffeaux qui étoient difpofés d'une maniere convenable à l'état de fille , changent leur fitua- tion pour fe mettre en ordre ou en convenance avec celui de femme. Ainfi ce font des mutations dans les *capacités*, dans les *diametres* , dans les

De Moor.

directions, *déterminations* & *impétuosités*
des fluides, dans les vaisseaux sur
lesquels agissent les *oscillations* & la
vertu systaltique du genre nerveux.
Les artéres sanguines jusqu'alors,
avoient à se décharger par leurs
issues ordinaires régulierement,
tous les mois ; au contraire dans
l'état de grossesse, les vaisseaux sont
tranquilles à cet égard, toute leur
fonction est de *charier* une lymphe
nourriciere par leurs extrémités ar-
térielles *lymphatiques*. Avant la grossesse c'étoit la partie rouge du sang
qui pénétroit & traversoit tous ces
vaisseaux, & dans la grossesse cette
partie rouge étant retenuë dans les
artéres sanguines, la blanche toute
seule est admise à faire cette tra-
verse. Ce sont donc des capacités
retrécies dans les extrémités des *ar-*
téres sanguines, & en même tems des
diametres formés & ajustés dans les
extrémités de ces artéres devenues
lymphatiques. En conséquence, ce
sont des directions changées, &
des déterminations ou des impétuosités nouvellement acquises aux fluides sanguins & spiritueux ; parce

T iv

que ceux-là se portent aux parties
supérieures, & ceux-ci, (ce sont
les esprits) se prêtent à tous ces
changemens. Mais de telles altéra-
tions dans la discipline de l'œconomie animale, ne sont-elles-pas plus
que suffisantes pour donner occasion
& matiere à tous les symptomes
qui commencent & qui accompagnent là grossesse ? C'est dans ces al-
térations que l'on trouve les causes
naturelles des maladies des femmes
grosses. Par conséquent il y a alors
des mesures particulieres à prendre
contre les dérangemens qui se font
dans la circulation du sang ; il faut
s'appliquer à en maintenir les loix,
& à remettre ou à conserver l'équilibre entre les *fluides* & les *solides*.

La principale altération qui regarde tout le méchanisme du corps
humain, est celle qui intéresse l'équilibre des parties, d'où dépend l'in-
tégrité des fonctions & de la santé.
Car c'est une nouvelle charge qui
survient à la nature dans le corps
d'une femme grosse, c'est-à-dire,
un poids de surcroît, une *gravitation*
de plus, de la part des *fluides*, dont

le volume fe groffit dans les vaiffeaux. C'eft une *rénitence* continuelle
dans laquelle entrent les *folides* pour
foutenir leur vertu *fyftaltique* , & par
elle le *ton* naturel des parties. L'attention principale & peut-être unique que l'on doit avoir pour maintenir la fanté d'une femme groffe ,
roule fur l'art ou la maniere de bien
tenir conciliés entre eux les *folides*
& les *fluides*. Or comme la nouvelle
charge vient du poids nouveau que
le volume du fang , qui s'accumule
tous les jours , apporte dans l'œconomie animale , c'eft contre cet accroiffement de *fluides* , ou cette crue
journaliere du fang qu'un Médecin
doit fe précautionner. L'ufage même en paroît familier par la coutume autorifée dans le Public , de faire
faigner les femmes groffes dans leur
troifiéme mois. En effet la croiffance de fang qui réfulte de la fuppreffion qui s'en eft faite pendant
ces trois mois , a fait fentir naturellement , & au peuple même , le befoin de la faignée pour les femmes
groffes.

Mais cette précaution qui peut

suffire quand leur santé se soutient
jusque-là, devient insuffisante quand
celle-ci se dérange dès avant ce tems.
Ainsi quelque chose qui arrive à une
femme grosse avant son troisieme
mois, c'est l'augmentation du sang
qui fait le désordre, parce qu'il pése
ou surcharge quelque endroit des
vaisseaux. Quelquefois le mal se fait
sentir dans l'*estomac*, par des vomissemens, par des appetits bizarres,
souvent monstrueux, par les objets
que des femmes grosses desirent pas-
sionément. Quelquefois c'est dans
les *intestins*, par des *coliques*, des *gonflemens*, des maux de *reins*, des *cours de
ventre*; tout cela est le produit d'un
sang appesanti par sa congestion dans
quelqu'une de ces régions. *Congestion* qui devient quelquefois si sensible, que venant à forcer les extrémité des artéres, il survient des
hémorrhagies utérines. Par cette raison l'on voit des femmes grosses
souffrir des évacuations de cette nature de si bonne heure, que cela
fait quelquefois douter de la réalité
de leur grossesse. Mais sans douter
de la cause de tels *symptomes*, il faut

faire faigner la malade dès que ces
accidens paroiffent, fur-tout hors
les tems précédemment réglés; la
tenir au lit en cas de perte confi-
dérable, fe contenter de lui faire
garder un régime fobre & humectant. C'eft ainfi qu'en laiffant à la
nature le tems de reprendre le deffus pour les arrangemens de la circulation du fang, l'on eft à l'abri
de toute crainte ou de furprife, en
réiterant la faignée de tems en tems
pendant le refte de la groffeffe.

Il y a de jeunes femmes infortu-
nées qui ne peuvent porter à terme
leurs enfans, de forte qu'elles ont
l'affliction de ne faire que de *fauffes
couches*, plus ou moins avant dans
leurs groffeffes. Le mal eft grave à
plus d'un égard, & cependant le
reméde en eft prefque fur dans la
faignée. Car tout le fecret pour leur
faire porter leurs enfans jufqu'au
neuvieme mois, c'eft de les faire
faigner du bras dès le premier mois
qu'elles fe croient groffes, & ainfi
continuer de mois en mois, dans
les corps *plethoriques* & fucculens :
à l'aide d'un repos raifonnable, &

XLIII.
Fauffes
couches.

d'un régime exact, exempt de mets
apprêtés, de vin, de caffé, de cho-
colat, & de toutes les boiſſons ou
liqueurs ſpiritueuſes, ardentes ou
vineuſes, ces femmes ont la conſo-
lation de ſe voir devenir meres de
pluſieurs enfans, qui ſans ces précautions périroient malheureuſement.

XLIV.
Faux
germes.

Les *faux germes* reſſemblent fort à
de fauſſes couches : ils ſont à la vérité bien moins menaçans pour la
vie des *meres manquées*, parce que
ces accidens leur arrivent dans les
premiers tems de groſſeſſe, au lieu
que les *fauſſes couches*, à proprement
parler ne ſe comptent qu'à peu-près
dans le troiſieme mois. Ce ſont des
femmes Chrétiennes qui doivent ſe
tenir en garde, pour n'être point les
inſtrumens de la perte de ce que
Dieu a mis dans ces productions
échouées. Car enfin ce ſont des é-
bauches de corps humains, ou des
hommes en herbes, pour ainſi dire,
mais qui ſçait quand & juſqu'à quel
point ſont animées ces productions
humaines ? Peut-être ſeroit-on fondé à les comparer à ces œufs vuides
de germes que rendent les poules,

irrita ova. Ne pourroit-on pas dire que la cause de ces productions informes n'est autre chose qu'un fond mal préparé dans une femme mariée trop jeune ou trop âgée ? Car comme des entes ne trouvent point à s'insinuer dans la seve d'arbres impropres sur lesquels on les applique, tout de même ces corps *ovulaires* ne peuvent s'*implanter* ou prendre racine sur des parties que la nature n'a point achevé de façonner, soit dans des corps trop jeunes, ou en d'autres en qui jamais elle ne donna le sceau ou le signal de fécondité. Mais alors des femmes seront-elles excusables aux yeux de Dieu, de s'être exposées à devenir meres, sans jamais pouvoir porter leurs enfans à termes ? Pour moi je crois que des femmes trop jeunes devroient par principe de conscience se soustraire à toutes les occasions de grossesse, & que celles qui sont plus âgées devroient absolument s'en éloigner.

Les *cours de ventre* dans les femmes grosses sont d'autres marques d'altération dans l'*équilibre* des parties,

XLV.
Cours de ventre des fem-

qui se trouve intéreſſé ou bleſſé par
l'état de groſſeſſe. Ce ſont en effet
des évacuations originairement fondées dans l'irritation du genre nerveux. Une telle irritation, trop
longue ou trop fréquente, traîne
après ſoi la cauſe de toutes les ſortes d'avortemens qui peuvent arriver, ſuivant la remarque d'Hippocrate : ce n'eſt pas que l'on n'obſer-
ve que des cours de ventre, même
aſſez fâcheux, ſe rendent ſupportables avec la groſſeſſe ; juſqu'au tems
quelquefois de l'accouchement ; car
c'eſt le terme critique ou heureux
qu'Hippocrate donne à la dyſſenterie des femmes groſſes : cependant
les malheurs que peuvent cauſer aux
groſſeſſes ces cours de ventre, obligent à y apporter les ſecours les plus
prompts qu'il eſt poſſible. Pour cela
l'on doit ſur-tout examiner ſi le mauvais régime entretenu ſouvent dans
les femmes groſſes par des appetits
bizarres & malfaiſans à la nature,
n'eſt point l'origine de ces cours de
ventre ou de ces dyſſenteries : c'eſt
pourquoi l'on doit avertir ces jeunes femmes de ne pas ſe livrer à

satisfaire ces goûts bizarres & hétéroclites. Peut-être, & c'est ce qui
les autorise, ne se sentent-elles point
incommodées de ces alimens extraordinaires pendant quelque tems ;
mais c'est moins de l'estomac dont il
faut leur parler dans cette occasion,
que de la production des mauvais
sucs qui résultent de ces coctions
dont l'estomac sera venu à bout. De
sorte que sans y penser elles se voient
surprises de maux de ventre, de coliques, de gonflemens, enfin de
cours de ventre simples ou dyssen-
teriques. Cet examen supposé, on
remédiera aux cours de ventre en
pratiquant les saignées du bras comme on l'a conseillé ci-dessus, en
obligeant les malades à se priver de
viande pendant quelque tems ; en
les tenant uniquement à l'usage
des potages, à celui de ris & de
semblables graines ; en même tems
on leur fera prendre des *potions stoma-*
chiques, *anodines* & *confortantes*, qui
seront faites avec le *diascordium* dans
l'eau de scorsonnère ; & celle de
canelle orgée, où l'on dissoudra une
once de syrop de *diacode*, & un gros

de confection d'*hyacinthe*, fur huit à
dix onces de liqueur, pour être prifes par cuillerées plus ou moins fouvent & plus ou moins abondamment le jour & la nuit. Il faudra
leur recommander en même tems
de boire toujours chaud d'une tifanne faite avec les racines de fcor-
fonnére, l'orge entier & la reglific.

XLVI.
Purga-
tions
dange-
reufes
dans la
groffeffe.
Les purgations font très-dange-
reufes pour les femmes groffes ; fi
cependant on eft obligé d'y avoir
recours, on emploiera dans ces occafions des infufions fimples d'excellente *rhubarbe*, où l'on diffoudra
quelques onces d'huile d'amandes
douces, ou un peu de manne ; ou
le fyrop de chicorée compofé de
rhubarbe mêlé avec deux onces de
manne. Le cas fera bien plus grave
fi le cours de ventre eft dyffenteri-
que. Alors la faignée deviendra in-
difpenfable, & il faudra ordonner
le régime le plus fimple qu'il fera
poffible, & même il ne faudroit
pendant quelques jours que des
bouillons, quelques crêmes de ris
ou d'autres graines, quelques panades à l'eau avec la mie de pain &
les

les jaunes d'œufs. Au reste on se renfermera dans un usage constant des remédes calmans, ou même des narcotiques. Peut-être en faudra-t-il venir à l'*ipecacuanha*, comme il a été dit en parlant ailleurs de la dyssenterie. Mais en cas de grossesse avec laquelle elle se trouve compliquée, il faut avoir la précaution de ne pas donner cruëment l'*ipecacuanha* ; il faut le mêler avec le *diascordium*, pour en modérer la vertu émetique, comme seroient trois ou quatre grains dans un demi-gros de diascordium. L'attention singuliere à apporter dans cette circonstance de grossesse, est de se bien assurer contre l'inflammation qui se prend aux parties solides des viscéres, & qui pourroit se communiquer aux membranes qui enveloppent ou contiennent l'enfant ; car alors il faudroit reduire la malade aux seuls bouillons, sans épargner les saignées. Car il ne faut jamais perdre de vûe que la disposition acquise par la grossesse aux vaisseaux *uterins*, & en conséquence à tous ceux du bas ventre, doit occuper sur-tout l'esprit du Médecin, qui doit ſçavoir ſelon l'obſervation d'Hippocrate, que la dyſſenterie des femmes groſſes ceſſe dès qu'elles ſont accouchées, c'eſt un ſigne non équivoque de la part qu'a la gêne des vaiſſeaux uterins dans la dyſſenterie préſente. Ainſi la violence de ce mal, & des acci-dens qui s'enſuivent, doivent être attribués à l'état *phlegmoneux* de tou-tes les parties du bas ventre. Pour lors il faut traiter la malade comme ſi elle n'étoit pas groſſe, ſans lui épargner les ſaignées du bras, ni le petit lait, ni les délayans ſembla-bles ; parce que le principal but doit être celui de conſerver la vie à la mere, de laquelle néceſſairement dépend celle de l'enfant.

C'eſt encore à raiſon de la diſpo-ſition que prennent les vaiſſeaux péndant la groſſeſſe, que la dyſſen-terie, qui eſt ſi naturellement por-tée à dégénerer en *teneſme* ou en *épreintes*, les fait ſentir plus particu-lierement dans les femmes groſſes. Cela vient de ce que le poids de l'enfant preſſant les vaiſſeaux, obli-ge le ſang à croupir dans les parties

baſſes, & à y cauſer le *teneſme*, qui
eſt alors une irritation plus *phlegmo-*
neuſe que *ſpaſmodique*. Ceci doit être
une ſource de reflexions ſingulieres
pour un Médecin ; de même que
les *hémorrhoides* qui ſurviennent aux
femmes groſſes, par la même raiſon de preſſion dans les vaiſſeaux
hypogaſtriques.

La preſſion dans les *iliaques* pro- XLVII.
duit des varices qui ſe font ſur les Enflure
jambes, & les cuiſſes des femmes le jambes dans
groſſes, & plus ſouvent encore les les fem-
enflûres des cuiſſes, des jambes & mes en-
ceintes.
des pieds de ces femmes. Mais ces
enflûres toutes formidables qu'elles
paroiſſent, s'évanouiſſent d'elles-
mêmes, & s'effacent abſolument
dès que la femme eſt accouchée.
Ainſi il faut bien ſe garder de la fa-
tiguer par des *hydragogues* ou ſemblables purgatifs contre les eaux, car
elles ne ſont ici accumulées dans le
tiſſu des parties, que par la ſtagna-
tion où la groſſeſſe met le ſang dans
les parties baſſes. Ainſi le reméde
ſe trouve dans la fin de la groſſeſſe.
Il en eſt de même des douleurs des
reins, du dos, & des parties voiſines

qui tourmentent les femmes grosses,
par la circulation du sang intercep-
tée dans tous ces endroits par la
seule compression des vaisseaux.
Tout cela démontre la nécessité de
tenir bien au large le sang dans les
vaisseaux pendant la grossesse.

XLVIII. Il est un autre accident ordinaire
Inconti- sur la fin des grossesses, ou même
nence
d'urine pendant son cours, lorsque la fem-
dans cer- me porte son enfant bas ; c'est l'in-
taines
grossesses continence d'urine, ou l'impuissan-
ce où elle est de contenir le *sphincter*
de la vessie, parce que le poids de
l'enfant en comprime si fort le fond
qu'il contraint ce *sphincter* à s'ouvrir,
ce qui fait qu'une femme dans cet
état n'est pas la maîtresse de retenir
son urine. Cet accident est bien plus
incommode & plus déplaisant que
dangereux, & on le soulage en sou-
tenant le bas ventre & l'enfant qui
y est, par le moyen d'un bandage
approprié avec une serviette, qui
empêche le volume du ventre de
tomber trop fortement sur les parties basses.

XLIX. La crûe du sang s'augmentant de
Maladies
des par- mois en mois par la suppression qui

dure jufqu'au neuviéme, groffit confiderablement fa maffe & fon volume, c'eft de-là que viennent les
maux qui attaquent les parties fuperieures. Car il s'en faut bien que
l'enfant confume pour fa nourriture toute cette quantité de fang qui
fe retient tous les mois. Ce n'eft
même que de la partie blanche qu'il
tire fa nourriture. Ainfi quelle que
foit la quantité que l'enfant en attire à foi, toute celle de la partie
rouge qui reflue, fur-tout vers les
parties fuperieures, y caufe tous
les fymptomes facheux qui fatiguent
les femmes groffes, & qui fouvent
mettent leur vie en danger.

Cette quantité de *partie blanche* du
fang qui eft employée pour la croiffance de l'enfant, peut aller à huit
livres, à quoi va le poids de fon
corps, & il y en a environ quatre
de la partie rouge qui ont à refluer
dans les vaiffeaux, c'eft-à-dire, le
tiers de toute la quantité qui fe porte à l'enfant. Mais pour loger ces
quatre livres furabondantes ou de
furcroit de *fluides* dans les vaiffeaux fanguins, ce ne font point en

même tems de nouvelles capacités,
qui s'ouvrent ou se produisent. Ainsi
cette crue devenant à la charge de la
nature, c'est à elle à trouver retraite à
ces quatre livres de fluides de suré-
rogation. Lors donc que cette portion de fluides est parvenue par la
cave au ventricule droit du cœur,
qu'elle est ensuite poussée dans les
vaisseaux du poumon, puis rendue
par le ventricule gauche à l'*aorte*,
elle ne trouve point d'endroits plus
commodes pour se placer, que les
viscéres, ou les parties où elle trouve sur sa route plus de mollesse,
moins de résistance & plus de vaisseaux considerables. Or tels sont les
poumons où ces quatre livres de
fluides, qui sont de surcroit, sont
reçues immédiatement, & dans lesquels il se trouve un plus grand
nombre de ces vaisseaux & plus de
souplesse dans les tuniques de tous
ces endroits. De plus, le sang venant à se rabattre par l'*aorte* dans
les artéres *mammaires*, & encore plus
bas par les *gastriques*, qui sont en si
grand nombre & si amples, sur les
membranes de l'*estomac*, est sans con-

tredit la caufe manifefte des congeftions., qui font les oppreffions &
les toux que fouffrent les femmes
groffes, de même que des gonflemens fi douloureux qu'elles reffentent dans les mammelles, & enfin
de ces maux d'eftomac, & des facheux accidents qui arrivent à ce
vifcére pendant les groffeffes des
femmes.

On ne voit point en bonne *pathologie* d'autre précaution plus naturelle à prendre, que de diminuer
le volume du fang qui eft augmen-
té d'un fixiéme ou environ dans
toute fa maffe, fi l'on réduit la maffe du fang qui circule journellement
par les grands vaiffeaux à vingt &
tant de livres. Auffi les femmes
groffes ne reçoivent-elles de vrai
foulagement que de la faignée pour
appaifer leurs toux, leurs oppreffions de poitrine, les douleurs qu'elles fentent dans leurs mammelles,
& tous les maux d'eftomac qui les
fatiguent.

La faignée eft pareillement très-
utile pour remédier aux apetits bizares & hétéroclites qui font que

I.
Appetis
bizares
des fem-

mes en-
ceintes. la plûpart des femmes groſſes ſou-
haitent avec tant d'avidité de manger tant de mauvaiſes choſes : Cette
bizarerie ne vient que des aliéna-
tions arrivées aux *oſcillations* des fibres de l'eſtomac, & à la *craſe* de
la lymphe gaſtrique à l'arrivée de
la ravine de ſang ſurabondant, qui
pervertiſſent la fonction de ce viſcére. L'eſtomac broie donc les alimens d'une maniére d'autant plus
étrangére, que la vertu *ſyſtaltique* de
ſes fibres, & la qualité de ſes fluides ſe trouvent perverties d'une
part, & ſouillées d'une autre. Le
ſurcroît de ſang étant donc la cauſe
de ces déſordres, c'eſt en le diminuant que l'on y remédie.

LI.
Accou-
chement
naturel. Il eſt des femmes d'un temperament heureux qui ſont exemtes de
toute maladie pendant le tems de
leur groſſeſſe ; la crue du ſang qui
ſe fait pendant neuf mois dans les
vaiſſeaux ſanguins, leur procure au
terme un accouchement heureux ;
par la même raiſon l'accouchement
eſt fatal lorſque le ſang au lieu de
ſe faire dans les vaiſſeaux ſanguins,
tombe dans les vaiſſeaux propres de
la

la matrice. La *plethore* univerfelle
de tous les vaiffeaux fanguins, procure donc l'accouchement naturel,
parce que cet accouchement eft
comme le *débandement*, ou une *détente* des parties qui étoient tenues
en équilibre, & cette *détente* arrive
par l'excès de force ou de poids
qui fe trouve dans l'une des deux
puiffances au-deffus de l'autre; excès qui arrive ici dans les *fluides*
crus en volume, & qui par ce
moyen l'emportent au-deffus de la
réfiftance des *folides*; car à mefure
que le fang comble les capacités
des vaiffeaux fanguins par tout le
corps, celles des vaiffeaux propres à
la matrice fe trouvent furchargées
de la partie rouge du fang; & la
preuve en eft fenfible, en ce que
ces vaiffeaux fe trouvent prodigieu-
fement augmentés de groffeur quand
les femmes groffes fe trouvent à
terme. C'eft donc un contre-poids
qui demanderoit une pareille *reni-
tence* de la part des folides, pour
laquelle il faudroit que la *partie blanche* du fang s'accrût dans les fibres
nerveufes, à proportion que la *rou-*

Tome II. X

ge s'accroît dans les vaisseaux sanguins. Or il arrive tout le contraire, puisqu'à mesure que la *partie rouge* se groffit dans les vaisseaux fanguins, autant la blanche paroît fe dérober des enveloppes de l'enfant, parce que la liqueur lymphatique diminue dans *l'amnios* à mesure qu'une femme grosse approche de son terme. Mais comme une très-petite quantité d'eau suffit dans une *clepsydre* ou *horloge à eau*, pour y entretenir l'équilibre néceffaire pour le maintien & le contrepoids de l'ordonnance de cette machine ; de même l'eau lymphatique renfermée dans *l'amnios*, tient par fon poids la matrice en équilibre. Lorsque cette eau fe trouve diminuée, la vertu d'équilibre diminue dans la matrice à proportion que la partie rouge du fang fe groffit de volume, en s'accumulant comme il fait fur le haut de cette partie, pour fervir comme de réfervoir au *placenta*, qui eft la paffoire ou le crible de la lymphe qui diftille dans *l'amnios*. Ce volume donc venant à prévaloir par fon poids

& par sa pression sur le sommet de
la matrice, au-dessus du contre-
poids que faisoit la lymphe dans
l'*amnios*; voila précisément cè qui
rompt l'équilibre, & c'est ce que
je regarde comme une espéce de
détente qui se fait par la soustraction de la *partie blanche* du sang.

Mais cette soustraction devient
d'autant plus favorable à cette *détente*, que cette défection de la liqueur de l'*amnios*, est comme le signal que la nature ne va plus dé-
formais vaquer qu'à l'entretien du
ton des parties nerveuses par tout le
corps de la femme grosse ; de sorte
que le genre nerveux qui entretient
cet équilibre dans tous les viscéres,
occupera désormais la lymphe pour
remplir les fibres nerveuses de ces
parties, & pour les maintenir dans
leur *ton* naturel. Dès que la matrice vient à se relâcher elle facilite
à l'enfant la pente qu'il a à prendre
dre, & les mouvemens qu'il a à
faire pour sortir de sa prison. Ce
méchanisme est autant admira-
ble par l'art qui l'opére, que par
la réitération qui s'en fait tant de

fois dans la vie d'une femme, toujours avec la même justesse & les
mêmes circonstances.

LII.
Accou-
chemens
labo-
rieux.

Tout ce détail donne, ce me semble,
une grande facilité pour se mettre
au fait des causes pour lesquelles
un accouchement devient quelquefois laborieux des jours entiers,
pendant lesquels des femmes res-
sentent des douleurs étonnantes,
& tombent quelquefois en convul-
sions ; ces douleurs ne sont pas cependant celles qui denotent ou qui
aident le travail, parce qu'elles ne
se portent pas déterminément en-
bas, & que les membranes de la
matrice gorgées d'un sang abondant, sont génées, de sorte que
leurs oscillations étant confondues,
elles se perdent sans procurer la dilatation qui doit procurer la sortie
de l'enfant. Tous les remédes que
l'on vante pour en faire l'expulsion
en pareils cas, sont souvent mortels, par l'ardeur qu'ils augmentent,
& le trouble qu'ils portent dans le
sang, au lieu que les saignées du
bras promptement faites, en dégageant les membranes, soulagent la

malade, en même tems qu'elles fa-
cilitent la fortie de l'enfant. Les
convulfions mêmes indiquent donc
ces faignées avec d'autant plus d'é-
vidence, qu'elles font les marques
de la crifpation des fibres nerveufes
ou membraneufes, qui ne peuvent fe
relâcher qu'en fe dégageant du fang
qui les gonfle. Les *fyncopes* ou défail-
lance, & les *léthargies* dans lefquelles des femmes en cet état tombent
très-fouvent, ne doivent pas non
plus empêcher l'ufage des faignées
du bras; car tous ces accidens ne
font que des effets de congeftions
fanguines & phlegmoneufes, auxquelles les faignées font finguliérement convenables.

Ce n'eft pas ici le lieu de parler
du manuel qu'il faut employer dans
les accouchemens laborieux. C'eft
une manœuvre qui fait l'objet d'excellents Ouvrages qui font entre les
mains du public, fur-tout des
Sages Femmes, comme font les
Traitez des accouchemens par d'habiles Chirurgiens *, & celui qui a
paru de nos jours fur la même matiére, par de *Deventer* Médecin Ac-

* *Mauri-*
ceau, P⟨en⟩.

X iij

coucheur en Hollande. Il ne s'agit dans ce Traité que de ce qui concerne précifément la Médecine ou l'art de traiter interieurement les maladies. Ainfi fuivant cette idée, je demande feulement de ceux qui fe mêlent des maladies des Pauvres, de ne confiderer dans les maladies que deux caufes principales qu'il ne faut jamais perdre de vûe, principalement dans les maladies des femmes ; le fang d'une part, fon volume groffi & fa circulation dérangée, foit dans fa partie rouge foit dans fa partie blanche, & le genre nerveux ou membraneux, qui occafionne ou qui traverfe la facilité des accouchemens, parce que les parties nerveufes ou membraneufes qui font le tiffu de la matrice & de fes dépendances, fe trouvent plus ou moins fouples, ductiles, enflammées ou convulfives. Voila au jufte la raifon pour laquelle ce n'eft qu'à cette double caufe, que l'on attribue les accouchemens laborieux, & toutes les maladies qui les précedent ou qui les fuivent. L'on convient que les pauvres, & peut-être

ceux qui les aident dans leurs maladies, ne se trouveront pas toujours à portée de cette *pathologie*;
mais l'on veut du moins convaincre
les uns & les autres que ce n'est
pas au hazard qu'on veut traiter les
Pauvres, mais suivant les principes
les plus certains de la bonne Médecine, parce qu'indépendamment
de l'humanité, la Religion apprend
que la vie des Pauvres n'intéresse pas
moins devant Dieu les consciences
des Médecins, que celle des Riches.

L'on convient encore qu'il se peut
faire que l'on touche dans cette *pa-*
thologie des causes ou des occasions
des maladies de femmes qui se rencontrent plus rarement parmi les
Pauvres que parmi les femmes opulentes. Car on n'ignore pas que l'oi-
siveté, la bonne chére, & les paf-
sions, sources communes de tous
ces maux, se trouvent plus souvent
parmi celles-ci que parmi de pauvres femmes. Mais enfin celles-ci
étant composées de la même maniére que des Dames de la plus hau-
te qualité, il faut se précautionner

X iv

contre tout ce qui eſt poſſible , puiſque certaines circonſtances de tems,
de lieux & d'emplois expoſent indifféremment quelques femmes que
ce ſoit.

Cela ſuppoſé , voici de ces maladies qui ſont ordinaires parmi
toutes les femmes. La ſortie de l'enfant ne termine point l'accouchement , le travail en eſt quelquefois
prolongé par la retenue de l'*arriére
faix* , parce que trop fortement colé
au fond de la matrice , il ne ſuit
pas d'aſſez prés la ſortie de l'enfant.
Le Médecin-Accoucheur Hollandois * propoſe avec ſon habileté

ordinaire , des moyens d'y remédier , dont il fait grand cas , & ap-
paremment qu'ils préviendront ſouvent ce facheux accident. Cependant comme les *fœtus* dans les animaux tiennent aux parois des *por-
tiéres* des femelles par les *cotilédons* ,
qui ſont comme autant de boutons
enchaſſés dans les fibres de ces membranes uterines , de même ou à peu
près , les inégalités qui ſe trouvent
dans la partie inférieure du *placenta* ,
ſe font comme des *chatons* entre les

interſtices des fibres du tiſſu de la matrice, & ce ſont autant d'attaches qui tiennent le *placenta* enclavé dans le fond de cet organe. Or ſoit *ſpaſme*, ſoit inflammation ou *phlogoſe*, le ſerrement eſt quelquefois ſi fort dans ces fibres gonflées ou irritées, que le dégagement ne ſuit que difficilement la ſortie de l'enfant.

De-là naît un nouveau travail pour la main *accoucheuſe*, qui a beſoin par conſéquent de redoubler d'adreſſe, de légéreté, de menagement & de précaution. Car le *placenta* retenu étant fortement colé au fond de la matrice, n'ayant pas pû par conſéquent ſe laiſſer aller à l'ébranlement du cordon ; le danger eſt énorme, à cauſe du riſque qu'il y a de déchirer la matrice. Cet embarras a donné lieu à une queſtion très-importante parmi les Accoucheurs ; les uns plus hardis que les autres, pour ne rien dire de plus, ne craignent point d'arracher, pour ainſi dire, ce corps devenu étranger, les autres plus ſages & plus retenus, ſont d'avis, qu'après de lé-

géres tentatives , l'on abandonne
cette féparation à la nature. Le Médecin accoucheur * va au-devant de
ce travail , il enfeigne le moyen
de prévenir cette retenue , par la di-
ligence qu'il confeille dans l'opération. Mais un autre Médecin * encore Hollandois , va plus loin ,
quand le malheur arrive ; car la découverte qu'il a faite du mufcle ute-
rin avertit , ce lui femble , & avec
bien de la raifon , de fe donner pa-
tience. Il donne donc à comprendre
par le méchanifme qu'il fait appercevoir dans ce mufcle , par fa fituation & par la force de fes fibres ,
que c'eft un organe inftitué par la
nature pour aider le *placenta* à fe dé-
prendre de l'engagement que fes
inégalités papillaires ont pris entre
les fibres membraneufes de la matrice. Tel eft l'art de cette Médecine naturelle que le Créateur a attachée aux organes du corps humain : c'eft donc en général le fondement de cette Médecine *expecta-
tive*, qui fçait prendre les momens
de la nature *guériffante*. C'eft ici une
reffource excellente , comme cet

illuftre Anatomifte en avertit les Sages femmes, par laquelle en donnant le tems à la nature *accoucheufe*
d'achever fa befogne, elles la ver-
ront venir à leur aide, & enfin délivrer ces pauvres femmes.

Rien ne répond fi parfaitement à
l'obfervation des Accoucheurs, qui
fans en tant fçavoir que cet illuftre
Médecin Hollandois *, avoient *Ruyfch.
appris par leur propre experience,
que c'eft à la nature, qui eft la véritable directrice des coctions &
des fecretions, à operer cette féparation, pour parvenir au rétabliffe-
ment des malades. Et en effet la
Médecine a trouvé la même chofe,
en faifant avec le tems & la fageffe des remédes, ce qui dépend d'elle
pour prévenir les accidents de cette
retenue. Or ces accidents étant les
mêmes & de même nature que
ceux qui fuivent la retenue des *vuidanges*, les remédes étant les mêmes, & d'une indication femblable, ce ne doit être qu'après avoir
parlé de la fuppreffion des *vuidanges*,
qu'il convient d'indiquer les remédes propres à ces fortes de mala-

dies. Mais une troisiéme maladie
se trouve aussi de même genre ; ce
sont les *tranchées* si cruelles qui sui-
vent si souvent les accouchemens ;
ce ne doit donc être encore qu'a-
près avoir expliqué les causes de
ces tranchées, qu'il sera à propos
de donner la méthode de traiter
ces trois maladies.

La suppression des vuidanges est
la retenue du sang qui doit s'évacuer après la sortie de l'enfant, &
qui doit couler après la couche,
& cette évacuation n'est retenue que
par l'inflammation spasmodique des
membranes de la matrice ; car cette inflammation n'est guère que la
suite des tiraillemens qu'ont causé
les efforts de l'accouchement. Par-
là en effet les fibres irritées resser-
rent les vaisseaux, & la *phlogose* s'en
suivant à l'occasion de la congestion sanguine, c'est ce qui sup-
prime le cours du sang, ou le ralentit. Ainsi c'est à la disposition
spasmodique, & à l'inflammation de
ces parties qu'il faut être attentif
pour rétablir cette évacuation.

Ces mêmes dispositions deviennent les caufes des fymptomes que produit la retenue de l'arriére-faix. Car c'eſt l'inflammation qui rend ce fymptome ſi formidable , & le reſ-ſerrement des fibres membraneuſes qui engagent ſi fortement le *placenta* , eſt ce qui rend cet accident ſi rebelle aux remédes , & ſi dou-loureux à la malade. C'eſt donc à cette double indiſpoſition qu'il faut rapporter les vûes qui doivent-diriger la cure de cette maladie.

LIV.
Cauſes des tran-chées.

Les tranchées ont manifeſtement les mêmes cauſes , qui ne ſont au-tre choſe que les criſpations dans les fibres nerveuſes , & la *congeſtion phlegmoneuſe* que contractent ces fi-bres ; de ſorte que ſi l'on appaiſe l'irritation des fibres , & que l'on pourvoie à l'inflammation de ces parties , on remplira par ce moyen tout ce que l'on peut ſouhaiter dans ces circonſtances , c'eſt-à-dire , que l'on remédiera aux *tranchées* des ac-couchées , on rappellera aiſément l'évacuation des *vuidanges* , & enfin on parviendra à ſéparer le *placenta* ou l'*arriére-faix* du fond de la ma-trice , pour l'en faire ſortir.

LV.
Effets des
Topiques
fur les ac-
couchées.

Les fignes par où l'on connoît ces trois maladies font évidents, mais il faut juger de la gravité de ces caufes par l'état du bas-ventre. Car l'on a infiniment plus à craindre de ces accidents, quand tout le ventre, & principalement la région de la matrice, fe trouve tendue & douloureufe. En ce cas il faut fur-tout pratiquer la faignée du bras comme étant le reméde propre à ces trois maladies. Au furplus l'on doit employer les *topiques*, quand un gonflement trop douloureux occupe les parties fouffrantes. Deux raifons cependant rendent l'ufage des *topiques* dangereux, l'une le refroidiffement qu'attirent fur ces parties les *humectations* ou les *fomentations*, fuffent-elles les plus convenables, parce qu'elles fe refroidiffent, fi l'on ne les renouvelle fouvent, peu de tems après leur application; & ce renouvellement lui-même quoi qu'on y faffe, peut attirer le même inconvenient. Les *cataplafmes* en ont un qui leur eft propre, c'eft que leur poids fatiguant ces parties déja fouffrantes, ils augmentent la douleur ou l'entretiennent.

Dans tous ces cas l'on trouve plus de sûreté dans les applications séches, ce sont celles des linges chauds, & s'ils ne suffisent point, l'on peut avec utilité appliquer sur tout le ventre en manière de cataplasme ces linges enduits d'une bouillie faite à l'ordinaire avec la farine & le lait, mais claire ou fine, y ajoutant cependant un jaune d'œuf & un peu de safran, car le poids en étant moindre que celui des cataplasmes ordinaires (ou des aumelettes qui se conseillent en pareil cas) le remède devient très-supportable à la malade. Les *linimens* seroient aussi commodes, & auroient leur utilité; mais ce sont des huiles dont il faut frotter la peau, laquelle étant très-sujette dans les femmes à s'enflammer en maniere d'*érysipele*, qui succéde à l'application des huiles, ce seroit exposer la malade à de nouveaux maux. L'usage des lavemens de simple infusion bien légére de fleurs de camomille, ou d'eau de graine de lin, peut être aussi d'un grand

fecours ; il n'y a point à appréhender qu'il en réfulte aucun accident,
mais il faut avoir foin de faire
boire abondamment à la malade
d'une eau de veau très-légére &
toujours chaude.

LVI.
Ufage
des Cal-
mants.

Tous ces fecours font très-utiles,
mais il eſt encore un autre moyen
par lequel on foulageroit confiderablement les femmes en couche, je
ne ſçais pourquoi on en fait ſi peu
d'uſage, cette omiſſion eſt peut-
être la cauſe de très-fâcheux accidents, je veux parler des *calmants*,
qui me paroiſſent remédier directement à la cauſe originaire des
tranchées des femmes accouchées :
car la criſpation des fibres leur
ayant donné l'origine, l'inflammation qui s'enſuit n'eſt que l'effet de
la gêne où eſt le ſang, reſſerré qu'il
devient par l'irritation des fibres
nerveuſes dont les tuniques des vaiſſeaux artériels font compoſées. Rien
donc en pareil cas n'eſt plus propre à rêlâcher ces fortes de diſpo-
fitions *ſpaſmodiques phlegmoneuſes*, que
l'uſage des calmants. Ce feroit même le moyen de procurer l'expul-
ſion

fion de l'*arriére-faix* qui feroit retenu , & de rétablir l'évacuation des
vuidanges qui feroient fupprimées.
Tant d'avantages meriteroient bien
qu'on revint du préjugé où l'on eft
là-deffus. Le fuccès même en eft
connu pour certain , par celui que
l'on trouve dans l'ufage des narcotiques dans la fuppreffion qui fe fait
fouvent dans les perfonnes du fexe,
quand quelque chofe les furprend
dans les tems qu'elles fouffrent l'é-
vacuation ordinaire. Car alors un
narcotique hyfterique leur étant donné
promptement, l'évacuation reprend
fon cours , & la colique qui fuit
fouvent ces fuppreffions , fe trouve
guerie fur le champ. L'experience
encore des *narcotiques* dans les coliques néphrétiques accompagnées de
fuppreffion d'urines , prouve évidemment la fureté de ces remédes ,
car outre que les douleurs s'appaifent , les urines reprennent leurs
cours & les graviers les fuivent ,
s'ils étoient arrêtés. De tels exem-
ples reffemblent fi fort aux *tranchées*
des accouchées , par la retenue de
l'*arriére-faix* & la fuppreffion de *rui-*

danges, qu'il ne paroît aucun inconvénient d'y employer les calmans
pour la guérison de tous ces maux.

En effet les Praticiens d'Angleterre rendent un témoignage si avan-
tageux en faveur des narcotiques
dans les maladies des accouchées,
que non seulement, disent-ils, les
troubles spasmodiques & douloureux en sont calmés, mais encore
les suppressions se trouvent rétablies.
Willis * en particulier fait grand
cas des narcotiques. Sydenham *
prétend que dans ces circonstances
il suffit d'en faire usage une fois par
jour seulement ; mais un autre sçavant Praticien d'Angleterre, conformément à l'idée que le célébre
M. *Freind* avoit de l'*opium* * ; assure
qu'il a expérimenté plusieurs fois
que les narcotiques se donnent sans
inconvenient autant de fois qu'il
convient *. Et en effet cela se rapporte parfaitement à l'ancienne obfervation du sage *Sydenham*, qui
nous a appris que l'opium, non seulement n'arrête point la *falivation*,
si nécessaire dans les *petites veroles* les
plus malignes , mais au contraire;

LVII.
Usage
des Nar-
cotiques
utile aux
accou-
chées.

* De fe-
br. c. 16.
* Epist.
ad dom.
Col.

* V. son
Hist. de
la Méde-
cine.

* V. Ful-
ler Phar-
mac. ex-
temp. p.
211.

qu'il augmente ou restitue cette évacuation : il assure de plus, que non seulement il ne fait pas rentrer la petite verole, mais qu'il conserve *fastigiés* les grains ou les pustules, en les relevant & les faisant revivre quand elles paroissent se flétrir.

Cette même expérience a aussi persuadé un célébre Accoucheur * que l'usage du *laudanum* pouvoit être permis dans les cours de ventre des accouchées, persuadé qu'il y avoit plus à craindre de ces cours de ventre, lorsqu'ils deviennent énormes, que de la suppression des vuidanges. C'est le fruit de l'usage de ce grand Praticien en ce genre de maladie ; car il n'en sçavoit pas d'ailleurs davantage là-dessus, au lieu que les Médecins sçavent la raison pourquoi il faut moins craindre en certains cas de supprimer les *vuidanges* dans les accouchées, que les régles dans les filles & les femmes. Et c'est l'Anatomie bien entendue qui leur apprend cette vérité, dont voici la raison.

Le sang des régles est une *sécrétion* d'une portion de ce fluide destiné

* *Mauriceau, ch. des cours de ventre des accouchées.*

LVIII. Suppres

Y ij

fions
moins
dange-
reufes
dans les
accou-
chées
que dans
les filles
& les
femmes.

par la nature à être évacué de mois
en mois, de forte que le reflux de
cette portion dans les vaiffeaux eft
véritablement comme l'*intrufion* d'un
corps ou d'une matiere étrangere,
dont la crue vient à la charge de la
nature. Il n'en eft pas de même du
fang des *vuidanges*: c'eft par occafion,
par *excrétion*, & comme par accidens qu'il fort des vaiffeaux, où par
conféquent il peut rentrer & ê-
tre reçu conformément aux fins de
la nature. Ainfi quand il vient à
être arrêté, il peut rentrer dans le
courant de la circulation d'où il ne
s'étoit point féparé par voie de *fé-
crétion*, ou par des *fecretoires* inftitués
par la nature. Ainfi donc, les Médecins connoiffant que la matrice,
fitôt après la féparation de l'*arrierefaix*, reffemble précifément à une
playe, c'eft bien plûtôt au refferre-
ment des bouches des vaiffeaux qui
font reftés béans ou ouverts, qu'il
faut s'appliquer & tacher de les refermer (avec prudence cependant,)
qu'à les tenir ouverts & dilatés, en
rappellant fur elle le poids d'un nouveau fang. C'eft ici que l'on peut

voir le malentendu de la plûpart des *faignées du pied* , pratiquées à deſſein de reſtituer l'évacuation des vuidanges ; au lieu qu'en cas de beſoin , qui eſt ici fréquent , ce n'eſt qu'à la ſaignée du bras qu'il faut avoir recours , parce que par elle on ſatisfait à un double objet. 1°. En remettant le niveau ou l'uniformité dans la circulation du ſang , laquelle par là ſe trouve applanie. 2°. Les bouches des vaiſſeaux qui ſont reſtés ouverts ont alors le tems & la commodité de ſe refermer ; enfin on donne par ce moyen à la matrice la facilité de reprendre ſon volume , de rentrer dans le ton de ſes fibres , & de revenir ainſi à ſa meſure ou capacité naturelle , comme il doit arriver après toutes les couches , lorſqu'elles ſont heureuſes.

Après toutes ces reflexions , une femme accouchée étant travaillée de *tranchées* , de *perte* de ſang ou de douleurs inflammatoires , à l'occaſion même de la retenuë de l'*arrierefaix* , il ſera de la prudence de ceux qui aſſiſtent les accouchées parmi les Pauvres , de prendre un bon

conseil pour employer suivant les
cas convenables, les *narcotiques*,
comme l'enseigne *Willis*, qui donne
le *laudanum* lui-même dans ces occasions ; ou bien pour employer, soit
le *julep* singulierement appellé *julep*

* v. Ful-
ler. pag.
209.
des accouchées *, ou bien la *mixture*
qui porte le même nom ; deux re-
cettes qui seront inserées dans la
Pharmacie des Pauvres, pour en tirer
le fruit que l'on peut raisonnable-
ment en attendre, sur-tout d'après
l'expérience, & sur la parole du

* Idem.
p. 211.
Praticien Anglois * qui les recommande hautement : l'usage de la
saignée assurera l'effet ou l'usage des
calmans, aussi bien que celui des *humectans*, des *délayans*, & des *adoucissans*,
soit qu'on les prenne dans les émulsions & les tisannes, soit qu'on les
emprunte du régime.

EIX.
Bouil-
lons trop
fucculens
caufes
des tran
chées
dans les
accou-
chées.
C'est une observation qu'il est de
la derniere importance de faire dans
les maladies des accouchées, &
sur-tout dans les maladies que nous
traitons ici, que les bouillons trop
succulens ou semblables alimens
sont souvent les causes de leurs tranchées, & particulierement encore

des pertes de fang qui leur arrivent.
Car fuivant cette maxime, que la
matrice d'une nouvelle accouchée
eft véritablement une playe, cette
playe doit être confiderée comme
appartenante à des parties membraneufes, qui étant effentiellement
contractiles, font fufceptibles à la
maniere des inteftins d'un continuel
mouvement *fyftaltique*, par lequel
les fibres de la matrice reviennent
de l'excès de longueur qu'elles fe
font faites pendant le tems de la
groffeffe. Ainfi c'eft une playe com-
parable à celle des inteftins, dont
la réunion ne s'obtient que par l'e-
xacte retenuë fur la nourriture, ou
pour mieux dire, par la diette la
plus févere. Or tout le contraire arrive par l'ufage des fortes nourritures, dont l'on furcharge les nouvelles accouchées; de forte que tenant la partie malade dans un travail continuel, par l'abondance que
l'on précipite fur elle, la perte du
fang devient énorme, opiniâtre,
enfin mortelle. Le principal reméde fera donc dans le régime, & ce
régime va être expliqué ci-après.

LX.
Maniere de mettre les bandes des accouchées

Il y a encore une observation à faire, & elle regarde la façon dont les Sages-femmes doivent se conduire dans la maniere de bander leurs accouchées ; parce que si elles n'y prennent garde, elles pourront très-aisément occasionner des pertes de sang considérable. Tout le secret est que par des points d'appui mollement formés par des compresses de linge les unes sur les autres, elles favorisent à la matrice, dans les cas où elle aura été trop dilatée, la facilité de se comprimer doucement en rentrant mollement en elle-même. Ainsi les bouches des vaisseaux sanguins se resserrant par ce secours étranger, elles guérissent la plaie de cette partie : car les intestins trouvent dans le voisinage des parties qui les touchent, un moyen de se réunir, en s'attachant à ces parties, mais ce moyen est absolument refusé au fond de la matrice, puisqu'elle n'a dans son voisinage aucune sorte de parties contre lesquelles elle puisse se coller. C'est donc dans elle seule qu'elle doit trouver les ressources de la réunion de sa plaie,

&

& cette reſſource eſt la facilité qu'on lui donne à ſe reſſerrer, pour ſe refuſer à l'affluence du ſang.

La régle pour nourrir ſûrement les accouchées, c'eſt de les tenir aux bouillons ſeuls, temperés & adouciſſans, pendant les premiers tems de la couche, ou juſqu'à ce que l'on ſoit ſûr que le trouble, l'inflammation & l'irritation étant diſſipées dans toutes les parties baſſes, l'on puiſſe accorder, non de la viande ni des conſommés, des œufs, &c. mais ſeulement quelques ſoupes, quelque crême de ris, ou du ris lui-même cuit dans le bouillon du pot. Mais le vin & les tiſannes faites avec la canelle ſont d'une très-pernicieuſe conſéquence. Ainſi le vin doit être abſolument exclus, auſſi-bien que les tiſannes, à moins qu'elles ne ſoient infiniment temperées. C'eſt ainſi que l'on verra par l'expérience que l'on ſauvera aux pauvres femmes accouchées bien des maux, qu'on ne leur attire que par des nourritures précipitées, ſoit en leur accordant trop tôt des œufs & de la viande, ſoit en leur per-

LXI. Regime des accouchées.

Tome II. Z

mettant l'ufage du vin & des remé-
diaux ou inutiles, ou mal entendus.

Les cours de ventre fi fréquens
aux accouchées, n'ont guère d'autre d'autre caufe que le trop d'alimens qu'on fe hâte de leur donner.
Car quoique le trouble foit femblé
grand dans les parties du bas ventre
dans ces occafions, ce qui fuffit
pour précipiter ou corrompre les
digeftions ordinaires & néceffaires,
& fur-tout celle qui doit fe faire
dans les vaiffeaux, en voici une autre raifon : La vertu _fyftaltique_ occu-
pée alors d'une part à laiffer échapper par les _vuidanges_ une portion
de la _partie rouge_ du fang, en même tems qu'elle travaille à en faire remonter l'autre partie pour la
retenir dans les vaiffeaux fanguins,
une furabondance de fuc chyleux
dont on vient remplir extraordinairement les vaiffeaux, furcharge
cette vertu d'un travail de plus.
Ainfi ce font des coctions dégéné-
rées ou imparfaites, qui fe culbu-
tent ou fe précipitent par manière
d'_excrétion_, plûtôt que par voye de
fécrétion ; de-là viennent ces cours

de ventre énormes, qui d'une part épuisent la malade, & de l'autre dérangent & troublent le cours de la circulation. Faudra-t-il prendre d'ailleurs le fond des *congestions*, & des *phlogoses* qui surviennent & qui portent le désordre par toute l'œconomie animale ? Au contraire ne fournissant au sang que sobrement des sucs nourriciers, la nature flatée par le peu de travail qui lui en revient, les digere à loisir, & les distribue suivant les régles. On voit en cela le véritable reméde contre les cours de ventre, car en ne fournissant que peu de sucs nourriciers, & diminuant par la saignée le sang qui s'enflamme, faisant encore user à la malade pour *délayants* propres à moderer les cours de ventre, d'une eau de ris fort claire ; on soustrait d'une part les materiaux de ces cours de ventre, & d'autre part on met la nature à portée de dompter la quantité de sucs dont on l'a surchargée. Ainsi elle se trouve en état d'en faire de louables distributions.

Les potions confortantes anodi-

nes faites avec le *diafcordium* bouilli
dans l'eau de fcorfonere, & char-
gées plus ou moins de fyrop de
diacode avec un peu d'eau decanel-
le orgée, font alors très-utiles pour
temperer le trouble des efprits : on
les donne à la cuillere. On pourroit
en cas de befoin, en venir à un demi grain ou à un grain de *laudanum*
dans un peu de diafcordium, cela
fé donne fur le foir ; les lavemens
d'orge ou de fon fans miel font ici
d'une grande utilité, mais fur-tout
l'on aura foin de faire boire chaud
à la malade l'eau de ris que l'on
lui donnera.

LXII. Le *lait épanché*, comme l'on parle
Lait
épanché. dans le monde, eft une autre maladie qui prend fon origine dans la
qualité du régime que l'on permet
aux accouchées. Mais cette maladie concourant avec la fievre de lait,
l'étiologie de cette fievre fait comprendre celle du lait épanché. La
fievre de lait arrive ordinairement
vers le troifiéme ou quatriéme jour
après les couches ; après quoi pour
l'ordinaire les *vuidanges* deviennent
lymphatiques ou laiteufes, comme on

parle encore parmi les femmes. C'eſt dans ce tems que la partie rouge du ſang rentrant dans les vaiſſeaux, doit faire remonter vers les mammelles les ſucs nourriciers, parce que ces ſucs ne ſe repandant plus dans l'*amnios*, ils doivent, comme en s'*amalgamant*, s'aſſocier & ſe corporifier avec la partie rouge. Cela eſt procuré d'un côté par la diſpoſition roulante des globules du ſang, leſquels en ſe roulant dans la partie blanche l'attenuent, la *levigent*, & la mêlent pour faire cette *mitification*, qui ſuivant la penſée d'Hippocrate, fait la coction des ſucs, qui doreſnavant ont à ſe marier enſemble; & la vertu *ſyſtaltique* en mettant en mouvement ces globules, contribue ſinguliérement à *piſter* enſemble en les comprimant, la partie rouge du ſang avec la blanche: mais dans l'ordre de la nature, ces deux cauſes; les *ſolides* & les *fluides*, ſe trouvant en proportions, ou en *raiſons reciproques*, parce que la partie blanche n'excéde pas alors par ſon volume, le pouvoir de la vertu ſyſtaltique, & que celle-ci étant

équipollée au volume de ce fluide qui
fait la fievre de lait, eft très-mode-
rée; parvenant donc fans trouble &
fans danger à faire la mitification
des deux portions du fang, il fe
fait alors une heureufe fecretion du
lait dans les mammelles. Mais à
quel trouble fe trouve expofé l'ordre naturel, quand l'on remplit les
vaiffeaux par une furabondance de
chyle, qui n'eft plus proportionnée
à la force de la vertu *fyftaltique*?
C'eft ce qui fait que la fievre de
lait dégénérant en fievre ardente,
remplit l'œconomie animale de fucs
chyleux, épais & mal digerés; alors
la vertu fyftaltique ne pouvant les
régir, il s'en forme çà & là des
lacunes, des *ftagnations* & des *inerties*
dans tous les vaiffeaux; & les fanguins ne pouvant retenir dans leur
capacité cet excès de fucs lymphatiques, ils s'en déchargent comme
par des *rigoles*, dans les artéres *lymphatiques*. Ce font ces artéres qui
compofent le tiffu des parties, &
de-là naiffent ces bouffiffures, ces
enflures, ces *leucophlegmaties*, qui deviennent fi confiderables & prefque

universelles par toute l'habitude du corps des accouchées. Ce mal n'est pourtant pas le seul ; outre que par cet abus la fievre de lait qui est innocente par elle-même, est critique ou simplement *dépurative*, elle prend, comme on vient de le dire, un caractére d'ardeur, d'inflammation, & même de malignité. De-là vient le *pourpre blanc* dont les Praticiens d'Allemagne font si occupés, parce que souvent cette espéce de pourpre devient épidemique dans leurs Provinces. A la vérité cette maladie ne fait pas tant de bruit en France, quoiqu'elle paroisse singuliérement affectée aux femmes accouchées. Cependant elle merite nos attentions : en effet elle n'est pas sans exemple parmi les femmes de ces pays, dans lesquelles on remarque quelquefois une *fievre rouge*, qui a assez d'analogie avec la maladie dont je viens de parler. Je traiterai de cette fievre ci-après.

Il y a deux espéces de fievres très-dangereuses auxquelles on expose les femmes accouchées, en les

LXIII.
Fievre de lait.

Z iv

nourriffant trop tôt d'alimens fuc-
culents, foit de confommés foit de
viandes folides. La cure de ces maladies doit donc trouver ici fa place, mais ce fera après celle du lait
épanché que voici.

Les fignes qui défignent cette maladie font connus de tout le monde, il en eft un qui l'annonce particuliérement au plus grand nombre des femmes, c'eft-à-dire, à celles qui fe difpenfent volontairement
de nourrir leurs enfans ; & c'eft ordinairement le cas des femmes opulentes, ou bien à celles qui ne le
peuvent, parce qu'elles font trop
pauvres, ou que quelque autre raifon prive de ce devoir. Quoi qu'il
en foit, la quantité de lait que devroient recevoir les mammelles,
étant contrainte de refluer dans les
vaiffeaux, c'eft une caufe prefque
néceffaire de l'épanchement qui s'en
fait ailleurs, foit par toute l'habitude du corps, foit fur quelqu'une
de fes parties.

Les véritables moyens pour traiter avec fuccès cette facheufe maladie, ne confiftent point dans l'é-

vacuation des férofités, dont l'on fe trouve préoccupé au fimple afpect de cette maladie. Il ne faut donc pas fe laiffer arrêter à ce premier objet, parce qu'il n'offre que le produit de la caufe ; il faut en portant fes vûes jufqu'à l'origine du mal, travailler inceffamment à détruire la fource primitive, c'eft la *plethore* des vaiffeaux qui contiennent des fucs devenus fievreux par la corruption qu'ils ont contractée en fe ralentiffant dans leur circulation. C'eft de là que viennent les dérangemens dans la circulation des fucs qui fe font engagés dans les capillaires *lymphatiques*, & les dégorgemens ou *éructations* fereufes ou lymphatiques, qui fe font par les extrêmités qui gonflent les parties, fur lefquelles s'eft épanché le lait. Ainfi le premier foin doit être de dégager promptement les vaiffeaux d'une part par la faignée du bras, d'autre part par la *tenuité* du régime, pour dérober autant que l'on pourra de ces fucs laiteux, en diminuant la quantité du chyle, en même tems que l'on donnera des jus d'herbes, fçavoir, de *cerfeuil*, de *pimprenelle*, de *chicorée fauvage*, tirés avec le petit lait, dans lequel on aura fait fondre un gros de *magnefie blanche* pour quatre prifes de jus. Cependant l'on donnera des remédes fimples, où quelquefois l'on fera bouillir de la *caffe*. De plus l'on fera prendre avant chaque bouillon fix grains de *nitre purifié*, dix grains de *coquillages* préparés, & un grin de *limaille de fer*. Si le mal faifoit trop de progrès, l'on pratiqueroit quelques *faignées blanches* aux chevilles du pied, & l'on feroit avaler deux ou trois onces d'*huile d'amandes douces*, dans un bouillon où l'on auroit fait fondre demie once de fel *d'Angleterre*. Si la fievre s'opiniâtroit l'on donneroit du *quinquina* bouilli avec une poignée ou deux de chicorée fauvage; le tout fans oublier les émulfions calmantes pour procurer de bonnes nuits, pour arréter les anxiétés, ou femblables affections douloureufes, qui inquiétent confiderablement les malades. La fievre n'ayant pas trop d'ardeur, l'ufage de la *thériaque* mélée avec le

nitre purifié calmera trés-utilement
toutes ces fortes d'anxiétés , même
dans les perfonnes dont la fievre
n'auroit pas trop d'ardeur. La fievre
de lait , comme on l'a déja infinué,
ne demande aucun reméde particulier , quand elle arrive & fe paffe
fuivant le cours ordinaire de la nature en pareille occafion. Mais fi
elle dégénére en fievre ardente , il
faut la traiter à la maniére de ces
fortes de fievres , telle qu'on l'a dit
ailleurs.

Ce qu'on appelle *pourpre* , fuivant **LXIV.**
l'expreffion des Médecins d'Alle- Pourpre
magne , qui lui donnent *l'épithéte* blanc.
de *blanc* , n'eft qu'une efpéce de *fie-*
vre rouge , mélée de quantité de *pa-*
pules fereufes & limpides qui occupent le centre des taches rouges ,
comme l'on s'en explique dans l'é-
cole de M. *Stalh* *. Ces *papules* font * Voyez
manifeftement , mais plus ou moins *Juncker*
feparées , fouvent même fans le mé- *confpe-*
lange d'aucune tache rouge. Car, *ctus Me-*
n'en deplaife à ces M^rs , ils paroif- *dicina.*
fent là-deffus peu d'accord les uns
avec les autres , de forte qu'il ne pa-
roit guère de différence , (à enten-

dre les plus ſçavans d'entre eux)
entre le *pourpre blanc* & là *fievre mi-*
liaire, ſur laquelle nous avons le
ſçavant Traité d'un Médecin Anglois *. Au reſte tous conviennent * que c'eſt une fievre à laquelle on ne ſçauroit faire trop peu de
remédes, parce que les *ſudorifiques*
ou ſemblables rémédes chauds, de
même que les purgatifs & les émé-
tiques en augmentent la malignité
ou l'attirent. Mais c'eſt en effet parce que ces fievres prétendues pour-
prées ſont eſſentiellement inflammatoires, & qu'elles ne tirent leur
malignité que de la qualité ardente du ſang, & de l'extraordinaire
rareſcence des ſucs lymphatiques,
qui excédent par les extrêmités des
artéres lymphatiques, comme l'ex-
pliquent les Praticiens d'Allemagne;
& voila juſqu'où l'ardeur de la fievre a pouſſé la *partie blanche* du ſang.
C'eſt pourquoi les accouchées ſeront
plus ſujettes à cette eſpéce de *pour-*
pre, parce qu'il n'eſt pas rare que
par des alimens trop ſucculents &
trop abondants, comme auſſi par
l'uſage du vin & des tiſannes char-

gées de canelle, enfin par des breu-
vages faits avec le vin blanc, les
jaunes d'œufs & le sucre, l'on ne
parvienne à développer le sang, &
à en exalter le *volatil*, jusqu'au point
de porter avec soi jusques dans le
fond des capillaires, la lymphe qui
fait le véhicule de ses globules.

Voila les causes par lesquelles le
sang des accouchées se developpe en
excretions ou en *éruptions* sereuses ou
lymphatiques, parce que le travail de la nature, se portant en elles tout entier à la préparation du
lait qu'elle destinoit à la nourriture
du nouveau né, il s'en fait des productions sereuses & lymphatiques,
lorsque la lymphe distraite, ou par
de mauvais remédes ou par des alimens trop succulents, prend des
routes étrangéres, parce qu'elle est
poussée dans des *secretoires* ou dans
des viscéres, auxquels elle n'étoit
pas destinée. C'est ainsi qu'il s'élève
des *papules* sereuses & limpides sur
la peau des accouchées, en qui la
fievre de lait, par exemple, sera devenue ardente, *phlegmoneuse*, *érysipe-*
lateuse, *rouge* enfin, sous quelque

forme de *taches* ou de *puftules* que ce
foit. Car la caufe de telles *éruptions*
vient de ce que la lymphe nourriciere dominant fingulierement dans
la maffe du fang d'une accouchée,
elle devient dans les excès de leurs
fievres la matiere de productions
fereufes.

La cure de ces fortes de fievres
ne doit donc pas être réglée par
rapport à ces éruptions, lefquelles
paffant pour malignes, autorifent
le préjugé dans lequel on eft communément de donner des *diaphoréti-*
ques. Car les Praticiens d'Allemagne eux-mêmes confeillent fort de
s'en défier, par la raifon qu'en développant trop le fang, ils en exal-
tent le *volatil*, qui rend alors ces fievres des plus malignes. Au contraire
ils infpirent toute la confiance poffible pour les *calmans*, les *fédatifs* &
les *délayans*. En effet, pourvû qu'en
même tems l'on faigne fuffifamment
les malades, toute la prétendue malignité s'évanouit, fans qu'il en arrive rien de fâcheux aux accouchées.

Les *inflammations* qui fe font aux

mammelles des nouvelles accouchées, font fufceptibles des mêmes
remédes que l'on vient de donner
pour la cure des fievres ardentes;
mais il eft d'autres moyens de traiter ces malades lorfque ces inflammations dégénérent en *abfcès*, en
fuppurations, en *ulcères*, &c. Cependant, comme alors ce font des maladies Chirurgicales, il eft plus à
propos d'en faire mention dans la
Chirurgie des Pauvres.

L'état d'un enfant qui fort du fein
de fa mere, eft, ce me femble, une
preuve bien évidente que l'homme
n'eft naturellement que maladie. En
effet, de ce même fein qui a été pour
lui la fource de la vie, il en apporte
auffi la caufe originaire de mille
maux, & peut-être les germes de
tous ceux de fa vie. Cette origine
de nos maladies ne peut être revo-
quée en doute, l'on fçait que la
nature toujours prévoyante fe tient
auffi toujours toute prête pour remédier à cette caufe d'infirmités, &
pour en prévenir toutes les fuites.
Le *meconium* eft cette caufe originaire, car s'il ne fe vuide en peu de

LXV.
Maladies
des en-
fans.

tems ou peu d'heures auffi-tôt après
la naiffance de l'enfant, il devient
une fource intariffable d'infirmités,
qui fe font fentir inceffamment.
Tout le monde fçait que ce *meconium* n'eft autre chofe que la premiere matiere qui doit fortir du
corps du nouveau né ; car autant
qu'un enfant nouveau né fe décharge promptement de fon urine, autant il arrive fouvent que ce n'eft
que très-tard qu'il fe vuide par les
felles. Or les fuites d'un tel retard
fe manifeftent bientôt , fi elles ne
font diligemment prévenuës. Tout
le monde connoit la néceffité de
l'évacuation du bas ventre, qui devant être l'égout de tout le corps,
doit inceffamment être libre & ouvert pour fervir à la dépuration du
chyle , & à la décharge des ordures qui pourroient , ou paffer dans
le fang , ou embarraffer les premieres voyes.

Le *meconium* d'ailleurs découvre
bien d'autres caufes de maladies ;
car fouvent il avertit de la qualité
de la bile, de la difpofition du *foye*,
& de la conformation naturelle ou
acquife

acquise de ce principal couloir de
l'humeur, dont la sécretion intéresse le plus les fonctions de la santé
& de la vie. Rien donc ne demande
une attention plus singuliere pour
la santé de l'enfant dès le moment
presque qu'il vient de naître. Aussi
la nature y a-t-elle incessamment
pourvû, en tenant tout prêt dans
les mammelles de la femme qui ac-
couche, le *colostrum*, ce premier lait
qui est sereux plus que substantiel
ou nourricier, & par-là, médicamenteux, laxatif, enfin le purgatif
naturel, lequel tout seul est propre
& suffisant pour purger le nouveau
né, comme l'ont remarqué tous les
plus grands Médecins anciens &
modernes. Est-il donc raisonnable
à des Physiciens, & d'ailleurs n'est-
ce pas trop risquer la santé des enfans, que de leur refuser ce purgatif fait pour eux, & composé des
mains de la nature, pour lui substituer des drogues ou compositions
artificielles, où l'art a souvent bien
plus de part que la raison ? Le pré-
te-xte dont l'on couvre cette licence,
c'est, dit-on, qu'il faut laisser plu-

fieurs jours au lait de la mere , pour
lui donner le tems de fe fortifier &
devenir plus nourricier. Mais voilà
précifément ce qui eft contraire à
l'intention de la nature , qui par le
moyen du *coloftrum* préfente au nouveau né un fuc *homogene* à celui qu'il
fuçoit dans l'*amnios* , fuc qui n'eft
qu'une lymphe nourriciere ; & l'on
a la témerité d'y vouloir fubftituer
un lait groffier , qu'on nomme plus
nourriffant ou plus fucculent que le
coloftrum. Pourquoi donc tant d'inquiétudes pour définir le reméde
convenable à vuider d'abord le ventre d'un nouveau né ? Il ne lui faut
que le lait de fa mere dès qu'il pourra teter , & par fon moyen la nature rappellée à fon inftitution dans
celle du *coloftrum* , purgera l'enfant
fans rien déranger dans l'œconomie
naiffante des fonctions de fa fanté.
La mere du nouveau né , ou fe refufant au devoir naturel de nourrir
fon enfant , ou bien ne pouvant s'en
acquitter , on prend un parti des
plus contraires au régime qu'on devroit faire obferver au nouveau né,
on lui fubftitue une nourrice étran-

gere, dont le lait étant moins frais
& plus âgé que celui de la nouvelle
accouchée, n'aura plus la vertu la-
xative du *coloſtrum* pour vuider le
meconium. Mais de plus encore char-
geant l'eſtomac de cette tendre créa-
ture d'un lait plus fort qu'il ne peut
ſupporter, d'où faudra-t-il doreſnavant prendre les cauſes des tranchées
des enfans, de leurs cours de ventre,
&c. Car ce ne ſeront que les ſuites
de l'impéritie & de l'ignorance de
gens, qui ſe ſont tous mis hors des
voyes & des manieres de la nature.

Mais ce ſchifme fait avec elle,
coute cher, non ſeulement aux nouveaux nés, mais encore aux nouvelles accouchées, par les dangers
qu'elles courent, & par tous les inconvéniens auſquels elles s'expoſent
par tout ce qu'on leur fait faire
pour perdre leur lait. Ce ſont des
aſtringens plus ou moins forts que
l'on applique ſur leurs mammelles;
& alors à quels maux ne les expoſe-
t-on pas ? Le danger en eſt ſi emi-
nent, que les plus ſages conſeillent
ou de s'en abſtenir, ou de n'en
choiſir que les plus foibles. Mais

quels qu'ils soient, (on ne veut ici
en infinuer aucun,) l'extrême dé-
licateffe du tiffu de la peau des mammelles, fait comprendre combien
il eft facile d'en refferrer les pores
par l'étrange fenfibilité qu'a à fe contracter une peau auffi tendue & auffi
mince. Ainfi la tranfpiration venant à s'arrêter dans des parties autant vafculeufes que le font les mammelles, il eft facile de concevoir
les raifons de tous les maux qui en
arrivent aux femmes. Auffi les fuites
de telles impreffions peuvent avoir
leurs effets pendant le refte de toute
la vie, & de-là fouvent il faudra
dater l'origine de tant de tumeurs
glanduleufes, *malignes*, *fcrophuleufes*,
carcinomateufes même, qui fe font
fur les mammelles. N'en feroit-ce
pas affez pour arrêter l'abus de tant
de remédes que l'on applique fur
les mammelles des accouchées, pour
leur faire perdre leur lait ? Que faire, demandera-t-on, pour y parvenir fans les expofer à tous ces inconvéniens ? L'on va s'en expliquer
dans un moment. Mais avant que
d'aller plus loin, il fe préfente un

cas de conscience qu'on laisse à décider aux Théologiens, mais dont
il est à propos que la Médecine les
informe.

Je demande s'il est permis de perdre ou de faire perdre une nourriture destinée à des enfans, qui pé-
riront peut-être ou languiront par
cette privation, que des femmes
peu sensibles à leur condition de
meres, se permettent volontairement, pour se débarrasser des soins
qui sont naturellement attachés à
leur état, peut-être aussi par des vûës
criminelles en elles-mêmes, telle
que seroit, par exemple, l'appre-
hension de diminuer son embonpoint, ou d'altérer de quelque autre façon une beauté fragile & pé-
rissable ? Imaginera-t-on que de telles raisons justifient la conduite de
meres Chrétiennes, jusqu'à autori-
ser un abus qui coûte si cher à de
pauvres enfans, dont la santé & la
vie sont en danger, parce qu'ils sont
frustrés de la nourriture que le Créateur leur avoit destinée à chacun
dans la personne de leur mere ? La
maxime constante, c'est que l'on

LXVI.
Les me-
res de-
vroient
allaiter
leurs en-
fans.

tuë tous ceux que l'on manque de
nourrir, quand on le peut, & qu'on
le doit : *Quos non pavistis, occidistis.*
Mais en attendant la décision de ce
Cas, voici la maniere de préserver
les femmes à qui l'on veut faire perdre le lait.

LXVII.
Maniere
de faire
perdre le
lait aux
accou-
chées.

Si le lait afflue trop abondamment aux mammelles, il faut le faire tirer, comme l'on sçait, par la
bouche de quelque femme entendue
à cela, & cependant saigner la femme du bras pour détourner cette
affluence ; de plus on la tiendra à la
diette sans lui accorder ni viande,
ni œufs, ni vin, jusqu'à ce que les
mammelles se désempliffent, ayant
d'ailleurs soin de donner souvent
des remédes pour ouvrir à la nature toutes les issues les plus convenables pour sa decharge. Au surplus, il faut avoir soin de tenir les
mammelles affermies par des linges
qui les compriment sans les contraindre. C'est ainsi que le sang re-
prenant son courant par les grands
vaisseaux, se dérobera d'autant des
extrémités où il auroit pû faire des
congestions.

Tout l'art de la Médecine dans ce cas qui en demande tant , c'eſt de ménager à la nature une retraite pour un ſuc devenu vacant , & comme de ſurerogation , parce qu'elle ne lui avoit préparé aucun reſervoir, par la raiſon qu'elle l'avoit deſtiné à ſe vuider en le faiſant paſſer dans le corps d'un enfant. A cela doit être ſubſtituée une évacuation convenable , & c'eſt celle de la ſaignée. En effet la nature n'ayant pas de place , ni de lieu de décharge pour loger la quantité de lait que l'on oblige à rentrer dans les vaiſſeaux, l'unique reſſource pour elle , c'eſt de lui épargner l'embarras de placer utilement ce ſuc ; cet effet eſt celui de la ſaignée , qui élargit les lieux ou les capacités en les vuidant, en même tems que par la diette d'une part l'on ſouſtrait la plus grande partie de ce ſuc , & que d'une autre, la compreſſion legere des linges ſagement *gradués* ſur les mammelles , obligent les vaiſſeaux à faire rentrer le ſang dans le courant general de la circulation , & vers le centre du corps.

Il sembleroit que ces reflexions
importaffent peu pour les Pauvres,
parmi lesquels il est ordinaire que
les meres nourriffent elles-mêmes
leurs enfans, & ainsi les dangers
qu'il y a à faire perdre le lait aux
accouchées ne paroiffent point les
intéreffer. Cependant parmi les femmes du menu peuple & des artifans
il est des cas dans lesquels des meres
se difpenfent de nourrir elles-mêmes leurs enfans ; quelques-unes
d'ailleurs ont des occupations par
rapport aux profeffions de leurs
maris, qui leur rendroient très-dif-
ficile celle d'allaiter leurs enfans
par elles-mêmes. Pour celles-là, les
obfervations faites ci-deffus les regardent fingulierement. Mais ce qui
est bien plus important, d'autant
plus que cela est general, c'est que
c'est parmi les femmes des artifans
les moins favorifées de la fortune,
que les femmes d'un certain rang
prennent des nourrices pour leurs
enfans, ou bien ce fera parmi les
femmes de la campagne ordinairement très-peu à leur aife, que toutes les meres opulentes fe fubftituent

des

des meres nourrices pour allaiter les enfans, comme si tout leur soin se bornoit uniquement à les mettre au monde. On voit par ce choix de nourrices, combien il étoit nécessaire de faire dans la Médecine des Pauvres toutes les observations que l'on vient de communiquer. Ces observations sont d'autant plus nécessaires, que les inconvéniens ausquels on expose la plûpart des enfans, deviennent ici manifestes. Car ces nourrices feront accouchées depuis plusieurs mois, leurs mœurs ou celles de leurs maris feront mal constatées, leur pauvreté ne leur aura permis jusqu'alors que le pur necessaire pour soutenir & nourrir leur ménage. Quel lait peut-on attendre de pareilles nourrices ? Or ces inconvéniens étant journaliers, l'on ne sçauroit trop avertir ceux que la charité attache au soin des Pauvres, de veiller à ce que les pauvres femmes qui se loüent pour être nourrices, soient précédemment affistées d'alimens, de bois & de linge suffisamment, pour du moins satisfaire à ces égards, autant qu'il est

Tome II. B b

possible, a ux besoins de ces pauvres personnes.

LXVII.
Avis aux nourri-ces.

Tout ceci supposé, c'est à la vigilance des nourrices qu'il appartient de bien examiner l'état de santé, de maladie ou d'infirmité de leurs nourrissons pour en rendre d'exacts comptes à qui il appartiendra. Cette vigilance consistera à bien observer si leurs nourrissons ont un sommeil raisonnable ; s'ils ne sont pas tourmentés de tranchées; si leur ventre ne paroît pas trop gonflé ; si les matieres qui en sortent sont de la qualité & quantité qu'il convient ; s'ils urinent suffisamment ; s'ils n'ont point de hoquets ou de vomissemens ; s'ils n'ont point les gencives ulcérées, par ce que l'on appelle *aphtes*. Ce sont-là toutes observations qui tombent sous les sens, & dont une nourrice peut & doit avoir connoissance.

Sylvius.

Un fameux Médecin de Hollande remarque que le peu de soin que l'on a de faire les observations dont je viens de parler, est souvent cause que l'on voit périr des enfans d'une sorte de jaunisse que les nourrices négligent : cependant la peau des enfans ni leur teint ne doivent point être jaunes. Un tel coloris est un figne affez évident, ou que le *meconium* aura été vuidé imparfaitement, ou que fa mauvaife qualité aura laiffé le foie vicié, & la bile dégénérée. Alors la qualité du lait de la nourrice doit être ou très-loüable, ou inceffamment corrigée par un régime bien entendu. Au furplus, il convient de mettre quelgues goutes d'une legere folution, tantôt de *rhubarbe*, tantôt de *fafran*, dans un peu de fyrop fimple de *rofes pâles*, que l'on fera avaler au nourriffon avant que de le laiffer teter. D'autres fois l'on mêlera dans un peu de fyrop violat quelques grains d'*yeux d'écreviffes*, ou de poudre de racine féche de chicorée fauvage ; tout ceci pendant qu'on fera prendre à la nourrice des bouillons au veau chargés de chicorée fauvage. Enfin l'on donnera de petits lavemens fimples où l'on ajoutera l'huile d'amandes doucés.

Les tranchées viennent d'une pareille fource, ou parce que la nour-

LXVIII.
Tranchées des enfans.

rice s'eſt hâtée de donner de la *bouillie*
à ſon nourriſſon, & en ce cas il
faut commencer par la retrancher
abſolument, ſouvent encore ces
tranchées, précédées ou accompagnées de *hoquets* & de *vomiſſemens*;
viennent de ce que la nourrice donné trop ſouvent à téter à ſon enfant. Car quoiqu'il convienne de
nourrir ſuffiſamment un enfant, c'eſt
à la prudence d'une nourrice à régler juſqu'à un certain point le nombre de fois qu'elle doit donner à téter à ſon enfant, en évitant ſur-tout
le miſerable abus de contraindre un
nourriſſon à téter, dès que par ſes
cris il interrompt le repos d'une
nourrice. Ceci ſuppoſé, les tranchées
ſe traiteront par le moyen de l'huile d'amandes douces, où l'on mêlera quelques goutes d'eau thériacale. L'uſage des poudres *abſorban-*
tes, ſuivant le conſeil du célébre
& Harris. Médecin des enfans,* achevera cette guériſon.

Ce grand Médecin ne craint pas
d'ordonner pour ſpécifique dans les
maladies des enfans, l'uſage fréquent & abondant des poudres ab-

forbantes, qu'il craint même si peu,
qu'il ose les donner dans les cas
urgents de quatre en quatre heures,
comme on feroit du quinquina, &
à la quantité de dix ou douze grains
ou même davantage pour chaque
prise. Sa conduite est fondée sur ce
que c'est à un acide, ou pour mieux
dire à un aigre dominant dans l'estomac des enfans, qu'il faut s'en
prendre dans toutes les maladies les
plus graves, les plus urgentes, &
même les plus douloureuses qui arrivent à ce jeune âge. En tout cas
il appelle de la sûreté des *absorbants*
dans ces maladies à l'experience,
qui prouvera toujours à qui la con-
sultera, l'efficace & la sûreté des
absorbants dans ces occasions. On
doit ajouter à cela une observation
constante, sçavoir, que l'estomac
est le siége originaire de toutes les
maladies des enfans, & la raison
en est bien sensible dans la conduite des nourrices, lesquelles seules
se rendent ou sont laissées maîtresses
& juges de la nourriture de ces
tendres créatures. Cependant elles
n'y sçavent autre chose que de rem-

plir les eſtomacs de leurs nourriſſons à force de lait, ou de leurs
mammelles, ou ce qui eſt bien pis
de celui de vache, dont elles font
des bouillies; hé quelles bouillies!
avec des farines ſouvent mal choi-
ſies, & toujours mal aprêtées, parce qu'elles ne ſe donnent pas la peine de les faire ſécher avant que d'en
faire de la bouillie. De-là ſe font
des pâtées dans les eſtomacs des
enfans, & dans les premiéres voies
de leurs petits corps; les vaiſſeaux *lactés* ne portant dans le *meſen-*
tére, & dans ſes glandes qu'une lymphe groſſiére & épaiſſie, elle devient
l'origine de toutes les obſtructions
qui entretiennent les maladies des
enfans, & ſouvent celles des adultes, qui portent toute leur vie les
impreſſions d'une mauvaiſe nourriture dont on leur a rempli les entrailles dès leur naiſſance.

LXIX.
Syſtèmes
ſur l'art
de la nu-
trition
dans les
enfans.

Ces réflexions ſimples, naturelles
& avouées de tout le monde, au-
toriſent deux ſyſtêmes en Médecine. L'un eſt de *Van Helmont*, qui a

* C'eſt
l'eſprit
vivifiant.

crû que l'*archée* * dominant ſur toute
l'œconomie animale, avoit ſon ſié-

ge dans l'eftomac, ou mettant le
fceau à la première des coctions, il
le communiquoit & le faifoit paffer dans toutes les autres parties. Le
fecond fyftême fe trouve également
appuié par ces mêmes réflexions,
c'eft celui des modernes, qui croient
que l'eftomac donne le *ton*, par celui que prennent fes fibres, à toutes celles du genre nerveux, membraneux & mufculeux. En effet la
quantité & la qualité des nourritures dont les fibres de l'eftomac
font imbuës, doit infiniment influer
dans la vertu *fyftaltique* de tous les
vifcéres, par les modes ou façons
d'être, de fe fituer, de fe dreffer,
& de fe mouvoir, que doivent ac-
querir les fibres pour exercer leurs
ofcillations par tout le corps ; cependant pour une opération auffi
effentielle, l'on fe repofe uniquement fur l'intelligence de femmes
ignorantes, ou de nourrices grof-
fiéres, qui ne fçavent rien de plus,
que de prodiguer par humeur leur
lait à leurs nourriffons, & qui mettent tous leurs foins, jours & nuits,
à les en remplir. Ne pourroit-on

pas dire que c'eſt veritablement empoiſonner les ſources du genre humain, que de faire paſſer avec pro-
fuſion dans le corps des jeunes enfans les ſemences de tant de maux
que répand dans leurs entrailles, une
nourriture auſſi mal diſtribuée : c'eſt
cependant cette même nourriture
qui doit faire la baſe de la ſanté
& de la vie d'un chacun.

Il eſt du devoir du Médecin de
prémunir les corps des enfans contre ces abus ; ſi on a ſoin d'y remédier, on verra un ſuccès évident
dans la cure des maladies ou des
infirmités qui traverſent leurs ſan-
tés entre les mains des nourrices.
Les cauſes de ces infirmités étant
manifeſtement renfermées ou dépendantes de l'eſtomac, c'eſt à traiter l'eſtomac qu'il faut s'appliquer
d'abord, pour le délivrer des mauvais ſucs qui s'y ſont accumulés, &
pour aider les fibres de ce viſcére à
ſe monter ſur le *ton* convenable,
afin d'entretenir dans l'ordre & la
régularité toutes les coctions dans
les *fluides*, & mettre comme à l'u-
niſſon, toutes les oſcillations dans

les *folides*, pour l'entretien de l'é-
quilibre qui fait la fanté.

C'eſt pourquoi rien ne paroît plus LXX.
néceſſaire pour la cure des mala- Remédes
dies des enfans que l'uſage des *vomi-* pour les
tifs, ſans leſquels les *abſorbants* ne fe- enfans.
ront que *concentrer* les cauſes des maladies, en les fixant dans les entrailles; & les *purgatifs* ne ſerviront
qu'à entraîner dans les vaiſſeaux les
impuretés des premières voies. C'eſt
un ſoin à la vérité aſſez recommandé aux nourrices, de faire vomir
les nourriſſons, en leur mettant une
plume trempée dans l'huile, dans la
gorge; mais il convient d'employer
un vomitif qui aille dans l'eſtomac
même y balayer les impuretés qui
tapiſſent ſes membranes, & qui en
même tems ſoutienne ſans le déranger, le *ton* de ſes fibres, qui doit ſe
tranſmettre pour ſa vertu *ſyſtaltique*
à tout le genre nerveux. Les *anti-*
moniaux n'entrent pour rien dans ces
opérations, ils les traverſent au contraire par les troubles énormes que
des atomes de *tartre émétique* exci-
tent & laiſſent dans les entrailles
des enfans; c'eſt le ſentiment d'un

célébre Médecin Praticien & Chymifte *. Mais il n'en eft pas de même de l'Ipecacuanha, c'eft un *tonique*, qui rend ou conferve aux fibres leur *ton* naturel, en même tems
qu'il évacue mollement le fond de
l'eftomac. Voila donc le *vomitif* que
l'on doit choifir par préférence, ou
quand l'eftomac d'un nourriffon fe
trouvera furchargé, ou quand quelque fievre ou autre maladie de cette importance lui arrivera. Ce ne
fera pas pourtant en donnant l'Ipecacuanha en fubftance; mais après
en avoir fait bouillir quelques grains
dans l'eau, l'on mêlera de cette
eau, plus ou moins fuivant l'âge de
l'enfant, dans un peu de fyrop violat, & quelque peu d'eau de canelle orgée. Ce fera une petite quantité que la nourrice aura foin de faire avaler comme elle pourra à fon
nourriffon, à plufieurs reprifes, en
le faifant téter fi-tôt après. Si cependant il paroiffoit quelques impreffions de trouble reftées dans le corps
du nourriffon, elle lui feroit avaler
quelque petite quantité d'*eau thériacale* dans le jour & dans la nuit.

L'on n'en demeurera pas là en matiére de *vomitif*, fi l'eftomac conti-
nuoit à fe montrer abreuvé de mauvais fucs, car en ce cas l'on fe fer-
viroit de l'*oxymel fcyllitique*, dont
on lui donneroit encore de tems
en tems de petites dofes; par ce
moyen les glaires ou vifcofités caufées par l'abondance du lait, étant
incifées par l'*acide aromatique* de ce reméde, & les fibres de l'eftomac légérement follicitées par la vertu vo-
mitive de la *fquille*, ce vifcére devenu plus net, mettroit à profit le
lait de la nourrice, & tous les autres petits remédes convenables,
abforbants ou autres, fur-tout la
rhubarbe, l'ame de la Médecine
moins purgative, pourtant, qu'alterative des enfans.

Je crois que perfonne ne me bla-
mera de ce que je m'étens un peu
en details fur les moyens de conferver la fanté des enfans des Pauvres, tout le monde en reffent
l'importance; en effet les Pauvres
font comme la pepiniere du genre
humain. L'experience journaliére
nous démontre que les Pauvres ont

certainement beaucoup plus d'enfans que les Riches : ainsi en plai-
dant la cause des Pauvres, c'est entrer dans les intérêts de tous les
Citoyens : d'ailleurs c'est du sein
même de la pauvreté que font venus & que viennent encore très-
souvent des familles les plus distin-
guées, soit dans les Villes, soit dans
les Etats, à la Cour & à la Ville ;
on n'a qu'à suivre les généalogies en
remontant jusqu'à leur première sou-
che, l'on trouvera souvent l'origine de la noblesse la plus distinguée
& la plus illustrée dans la plus bas-
se roture * ; cela se démontre aisément par les piéces d'Armoiries
dont font composés les écussons de
quantité de ces familles; on voit que
ce font les outils des metiers qu'é-
xerçoient les chefs de ces mêmes
familles. De-là est arrivé que l'E-
glise Electorale de Mayence a mis
dans ses armes ou son blason, une
roue d'argent : monument de la mo-
destie de Willigise un de ses premiers Archevêques, qui choisit ces
armoiries pour faire souvenir qu'il
étoit fils d'un Charon de village

* Voyez le Traité de l'opi- nion, L 6. p. 117.

* De plus les armées ne font compoſées preſque que d'enfans d'arti- * Ibid.
p. 120
ſans , de payſans , & de pauvres.
La bourgeoiſie ſe forme tous les
jours de gens du petit peuple , qui
s'élévent par leurs talens , leur in-
duſtrie , & par l'étude à des profeſſions diſtinguées , ſoit dans le Négo-
ce, ſoit dans la Magiſtrature. Et l'on
a vû de nos jours des *laquais* entrer
dans les caroſſes de leurs maîtres ,
dont ceux-ci étoient dépouillés par
l'infortune. Si à tout ceci l'on ajoute que ſouvent les habitans qui
peuplent & enrichiſſent les villes ,
ſont ceux de la campagne , qui
changent d'état comme de domi-
cile ; enfin que tous les artiſans &
les domeſtiques de l'un & de l'autre
ſexe ſe prennent parmi les pauvres:
pourroit-on après cela douter de
l'importance qu'il y a de veiller à la
conſervation de leurs enfans , pour
remplir tant de fonctions auxquelles la nature les deſtine , & pour leſquelles les loix , la police & le bon
ordre les ont établis , & les pro-
tégent pour l'utilité de tout le
monde?

C'eſt donc rendre un ſervice important à toute la ſociété que de
lui menager des ſecours ſi étendus
& ſi utiles ; c'eſt pourquoi je vais
ajouter encore quelque choſe à ce
que j'ai déja dit. Après donc avoir
pourvû par les vomitifs à mettre
l'eſtomac en bon état dans les maladies des enfans, chez leſquels cette partie eſt particuliérement en
ſouffrance, on pratiquera les remédes convenables à la qualité de chaque maladie. Si ce ſont des *convulſions*, peut-être *épileptiques*, qui ſai-
ſiſſent un enfant, on le ſoulagera
ſur le champ en lui faiſant avaler
comme l'on pourra de l'eau thériacale; on lui frotera le nez, & les
tempes avec de l'eau de la *Reine
d'Hongrie*. L'accès étant paſſé on le
mettra à l'uſage des abſorbants ap-
propriés, ſur-tout de *ſuccin* préparé,
& de la poudre véritable de gut-
tette aromatiſée d'une petite goute
d'eſſence de gérofle, dans laquelle
on mêlera de tems en tems quelques atomes de *thériaque céleſte*. D'autres fois on lui fera prendre quelque
petite cuillerée d'infuſion de rhu-

barbe, qui fera faite dans l'eau de tilleul. Si les accès s'opiniâtrent, l'on tirera quelques onces de fang au nourriffon, pour préferver au plûtôt le cerveau de la congeftion fanguine qui le menace. Enfin l'on aura une légére décoction de pivoine mâle, & de *gui de chêne*, pour en faire avaler habituellement de petites dofes au nourriffon. On n'oubliera pas dans tout ceci de faire ufage de petits lavemens avec l'huile d'amandes douces.

Mais tout cela fera infuffifant fi l'on ne pourvoit au lait de la nourrice ; car comme dans les maladies des adultes, c'eft une reffource que de les mettre aux bouillons feuls & à l'ufage des délayants ; de même c'en eft une des plus néceffaires de réduire un nourriffon au feul lait de la nourrice, ayant foin de la nourrir elle même d'alimens convenables, qui ne foient ni âcres, ni falins, ni vineux ; car c'eft à quoi font obligées les nourrices, de s'affujettir au régime d'où dépend la bonne fanté de leurs nourriffons. C'eft donc à elles à fe mettre à la place

LXXI.
Attention des nourrices pour leur lait.

de leurs nourriſſons, dans toutes les
occaſions où ces tendres créatures
ne peuvent aſſez s'aider par la difficulté qu'il y a à les faire boire.
C'eſt pourquoi comme il s'agit ici
de délayer beaucoup le ſang de ces
jeunes enfans, c'eſt aux nourrices à
prendre les délayants pour porter
dans leur ſang un vehicule convenable, qui ait en même tems les
qualités propres à le corriger. C'eſt
même une pratique qu'on ne ſauroit
trop recommander aux nourrrices;
parce que le vice capital qui regne
dans le ſang des enfans malades,
étant l'épaiſſiſſement, la lenteur &
l'aigre, rien n'eſt ſi efficace, pour
prévenir ces mauvaiſes qualités ou
pour les corriger, que les délayans,
leſquels noyant cet aigre vicieux,
rendent au ſang ſa fluidité naturelle. Je crois pour cette même raiſon, qu'il ſeroit très-important de
conſeiller aux nourrices de ſe mettre dans l'uſage de ne pas boire de
vin, & de boire chaude l'eau dont
elles feront leur boiſſon ordinaire.
Un délayant qui leur convient d'ailleurs très-réguliérement quand leurs
                              nourriſſons

nourriſſons ſont ſujets aux convulſions, c'eſt le petit lait, où l'on aura fait bouillir la racine de pivoine mâle & le *guy de chêne*; on pourra y battre quelquefois un gros de
poudre de *guttete* ſur une pinte : deux
ou trois verres d'un tel petit lait par
jour, pourront détruire radicalement le fond du mal, ſur-tout ſi
elles ont ſoin de prendre de tems en
tems quelques verres d'infuſion de
rhubarbe, auſſi-bien que quelques
goutes d'*élixir de propriété* ſans acide,
pour inſenſiblement corriger la bile, que le *méconium* aura peut-être
laiſſée âcre ou *lixivielle*, éloignée enfin de cet amer huileux qui fait le
baume du ſang, & que l'*élixir de
propriété* corrige ſans inconvenient,
étant porté dans le corps d'un nourriſſon par un interméde auſſi innocent que le lait d'une nourrice.

Il n'eſt pas concevable avec quelle efficace le lait peut ſe charger des
vertus des herbes & de tout ce qui
ſe mange. Outre tant d'expériences
connues là-deſſus, l'on a l'obſervation des bergers, qui s'apperçu-
rent de la vertu du *caffé*, lors que

leurs moutons ayant été dans les
pâturages où se trouvoit ce fruit,
& où ils le broutoient, ils s'apper-
çurent que leur troupeau étoit plus
gai, plus dispos, & que les moutons & les brebis devenoient plus
mutins les uns envers les autres. On
voit par cet exemple que le chyle,
& par conséquent le lait transporte
dans les viscéres les qualités des alimens que l'on prend.

Une voie plus abrégée, en cas de
besoin, que celle qu'on vient d'ouvrir pour délayer & adoucir le sang
d'un nourrisson, c'est de lui substituer une autre nourrice qui soit plus
jeune & dont le lait soit plus nouveau. C'est même entrer dans les
vûes de la Médecine naturelle, qui
nous aprend que rien n'est si propre
à porter dans le sang des jeunes enfans la fluidité qui lui convient,
pour pouvoir entrer dans les routes
infinies de la circulation que l'usage du *colostrum*, qui n'est institué qu'à
cette intention. Et comme il se
commet mille abus aux dépens de
la santé des enfans, quand on les
prive de l'usage du *colostrum*, pour

lui fubftituer les purgatifs artificiels,
qui dérangent l'œconomie naturelle des fonctions, c'eft un pareil abus
que de multiplier mille remédes
malfaifans, fouvent fuperftitieux,
pour rétablir la fanté des enfans qui
tombent en langueur ou en *éthifie.*
Car cette maladie n'ayant pour caufe que l'épaiffiffement du fang, qui
tient *étouppées* toutes les capacités des
artéres lymphatiques, un lait nouveau,
jeune, bien frais, bien temperé, &
d'une jeune nourrice, eft plus propre à dénouer le fang, & à lever
toutes les digues ou les obftructions
qu'il a faites dans les vifcéres &
dans les glandes, que toutes les drogues *fondantes, purgatives mercurielles,*
&c. dont l'on abufe fi étrangement
dans ces fortes de maux.

J'ai remarqué encore un abus
prefqu'univerfel dans la maniére
d'élever des nourriffons, c'eft le parti qu'on prend de les fevrer avant
le tems ordinaire, lorfqu'on les voit
opiniâtrement malades ; de maniére qu'on leur fait un reméde de leur
ôter le lait, dans lequel feul la nature a mis la fûreté de leurs vies.

LXXII
Tems de
fevrer le
enfans.

Cc iij

C'eſt déja un malheur très - grand
pour les jeunes enfans, que l'on ait
réduit le terme de les alaiter, à
moins de trois ans ; on n'a qu'à conſulter à ce ſujet la conduite des anciens, on verra que la mere de *Sa-*
Rois. c. *muel* par exemple, differa d'amener
1. v. 22. ce Prophéte au Temple avant qu'il
& 11. eût l'âge de trois ans. Pluſieurs ſiécles auparavant, l'illuſtre *Sara* avoit
nourri de ſon lait pendant trois ans
le Patriarche *Iſaac* ; S. Jerôme ſoup-
çonnoit même que Sara ne le ſevra
qu'à l'âge de cinq ans ; & ſous la
Loi de Moyſe, les enfans des Prê-
tres n'étoient comptés parmi ceux
que l'on nourriſſoit des revenus
du Temple, que lorſqu'ils avoient
trois ans : * de même que com-
*, Para- me les agneaux n'étoient receva-
lip. c. 31. bles pour être offerts en ſacrifice,
v. 16. que lorſqu'ils avoient un an, parce que c'étoit le terme où la Loi
trouvoit que leurs corps avoient acquis leurs parfaites croiſſances, de
même auſſi les jeunes enfans ne paſ-
ſoient pour avoir acquis la perfection de la formation dans leurs
corps pour être reçus à être nourris

comme les Miniftres du Temple, que lorfqu'ils avoient acquis l'âge de trois ans. C'eft donc le terme où l'on avoit remarqué que la nature avoit mis comme la derniére main à la formation des parties du corps. Ainfi c'eft déja un grand mal d'avoir abregé ce terme pour fevrer les enfans, & peut-être eft-ce une des caufes de la décadence où font tombées la fanté & la vie des hommes d'aujourd'hui, qui ne font venus moins vigoureux & moins vivaces que nos peres, que parce qu'on ne laiffe point prendre aux parties originaires de nos corps leur parfaite integrité ; il eft évident que ces parties n'ayant point eu le tems de déveloper fuffifamment, ou d'étendre les fibres qui en font le tiffu, elles n'ont pû parvenir au degré de *ton*, de force, ou de fermeté qu'elles auroient acquife, en laiffant pendant trois ans les nourriffons dans l'ufage du lait de leur mere.

C'eft que toute la vertu des nourritures dépend de la ductilité des fucs dont elles font tirées. Par exemple, pour la fureté du ma-

çonnage d'un édifice, l'on employe
moins un ciment épais & abondant,
qu'une eau de ciment, (parce qu'on
l'y a fait diffoudre pour mieux l'inje-
ter jufque dans le fond le plus in-
time des joints des pierres.) De
même l'adreffe pour affermir les fibres des parties fpermatiques , c'eft
de ne les remplir que de fucs infiniment déliés , afin qu'ils foient plus
ductiles. Le mal donc qui arrive de
ce changement anticipé eft aifé à
comprendre , il vient de ce que les
parties nourriciéres des chairs des
animaux dont l'on nourrit les enfans que l'on fevre , en fubftituant
les bouillons , les panades & les foupes à la viande , à la place du lait ,
font des molécules nourriciéres auffi peu propres à prendre dans le corps
les arrangemens néceffaires pour la
nutrition , que les molécules nourriciéres du lait (fur-tout , de celui
des vraies meres nourriciéres ,) y
font propres par leur nature. La nutrition eft un épanouiffement de parties, c'eft-à-dire, un développement
& en même tems une dilatation len-
te & fucceffive des bouches ou des

diamétres d'un million de petits
vaisseaux, sçavoir de ceux qui doivent admettre dans leurs capacités
les sucs nourriciers qui doivent s'y
introduire, à mesure que les capacités s'ouvrent & se multiplient en
se développant. Rien ne convient
mieux pour cela que le lait. Certainement on ne dira pas de même des chairs des animaux. En
effet, autant que le tissu originaire du corps d'un nourrisson est laiteux, autant il se trouve en conformité de nature avec le lait, autant
par la raison contraire se trouve-t-il
d'une dissemblable condition avec
la qualité des sucs qui viennent des
chairs des animaux. Dans cette op-
position si évidente, on s'apperçoit
tout d'un coup à quels ralentisse-
mens se trouvent exposés les sucs
nourriciers ; n'étant plus en proportion de volume avec les diamétres des vaisseaux, ils deviendront
l'origine & la source de mille *sta-*
gnations secretes, lesquelles s'ac-
croissant à mesure que l'enfant se
nourrit de ces sucs incongrus pour
son âge, il s'en fait des congestions

lymphatiques dans le fond des viscéres. Ce font des digues qui arrêtant ou retardant dans la fuite les ofcillations de la vertu *fyftaltique*, bornent trop-tôt la mefure des fibres nerveufes; & les corps en conféquence en deviennent plus petits, plus courts, moins longs & moins étendus : ne feroit-ce pas la raifon pourquoi les hommes d'aujourd'hui n'ont pas communément cette taille avantageufe telle que l'avoient nos peres ? Ce n'eft pas tout, la circulation des fues fe trouvant à l'étroit ou renfermée dans des diftances & des capacités plus ferrées, ce font des occafions de mille mauvaifes qualités fulphureufes, âcres, aigres & falines qu'acquiérent les fluides, qui fe corrompent à proportion qu'ils font génés dans leur cours ou dans leurs mouvemens. *Vitium capiunt, ni moveantur aquæ.*

Les raifons par lefquelles l'on a juftifié ci-deffus les réflexions que l'on a faites fur l'attention que l'on doit à la Médecine des Pauvres, & en particulier à celle de leurs enfans malades, reviendroient encore ici,

car

car les caufes de maladies qu'on vient de faire remarquer étant communes à tant de perfonnes, la raifon tirée de ce que les familles des Pauvres font les féminaires du genre humain, montre évidemment l'importance de femblables réflexions qui fe préfentent ici. C'eft qu'après tout ce qui vient d'être expliqué, il eft démontré que la Médecine des enfans des pauvres, eft d'autant plus digne de l'attention des Médecins, qu'elle s'étend à tous les hommes, & à toutes les maladies, foit à celles qui dépendent de la partie blanche du fang, foit à celles qui dépendent de la partie rouge; c'eft ainfi que le fond de toute la *pathologie* pratique, pour les maladies futures, fe trouve comme dans fon germe, dans les entrailles des nourriffons, ou des jeunes enfans.

Deux caufes de maladie reconnues, & avouées parmi tous les Médecins, font la *feroſité* & *l'acide*; c'eft de-là que tous les maux prennent leur origine: ce principe établi, je demande s'il eſt une origine de fe-

LXXII.
Deux caufes des maladies des enfans.
1°. La Seroſité.

rosités plus manifeste, que le dérangement ou le vice de la lymphe nourriciére, qui tient ses alterations de la nourriture naturelle des enfans, c'est-à-dire du lait? Ainsi rien ne merite plus le soin de la Médecine, que l'attention que l'on doit avoir à ce que l'on ne donne aux enfans qu'un lait fait pour leur temperament, c'est-à-dire, le moins susceptible de corruption, d'aigreur ou de semblable vice. En conséquence de cette nourriture bienfaisante, les entrailles des adultes se trouvant remplies, & comme prévenues par des sucs doux, fluides & légers, sont précautionnées contre tant de maladies, qui ne sont dans des âges avancés que les suites ou les productions d'un mauvais lait, que l'on a tiré de la mammelle d'une nourrice étrangére ou malsaine.

2°. L'acide.   L'acide, cette autre cause banale de tous les maux, n'a point d'origine plus raisonnable ni plus féconde, que celle de l'aigreur que les sucs laiteux prennent dans les corps des nourrissons: car les im-

proſſions d'un lait corrompu laiſſant
dans leurs entrailles (comme le lait
fait dans les laiteries mal propres)
une odeur d'aigre, il n'en faut pas
davantage pour empoiſonner le ſang
& toutes les humeurs qui en réſul-
tent. Mais une réflexion plus importante ſur l'acide, c'eſt celle que
nous préſente l'aigreur du lait corrompu dans le corps d'un enfant;
il faut obſerver que cette aigreur eſt
étrangére à la nature, qui n'a point
fait le lait aigre ou acide. Son
Auteur, qui eſt Dieu mème, n'eſt
point cauſe ou auteur de ce fondement de mort. *Deus mortem non fe-*
cit, neque medicamentum exterminii.
Mais ce ſuc ſi doux naturellement,
prend l'aigreur par accident ; car
c'eſt en tombant dans *l'inertie* ou le
ralentiſſement, par le retard où tombe la circulation, qu'il perd ſa douceur, parce qu'il dégénére de ſa con-
ſiſtence, & s'apeſantiſſant il devient
aigre ; voila l'acide morbifique
qui n'eſt point la cauſe originaire
de la corruption du ſang, puiſque
c'eſt l'effet du retardement de la
circulation des humeurs, & de leurs

stagnations, ou croupissemens, qui
occasionnent la corruption de ces
sucs. Ce sera donc en étudiant les
causes de toutes les maladies, dans
celle des maladies des enfans, que
l'on se convaincra que l'acide morbifique n'est point la cause primitive des maladies, & qu'au contraire il faut la prendre dans le retar-
dement de la circulation des humeurs ralentie dans les vaisseaux.

LXXIV
Différen-
ce de l'A-
cide & de
l'Aigre.
Ainsi c'est dans la pathologie des
maladies des enfans que doit se prendre la veritable idée de *l'acide* bien
différente de celle de *l'aigre*. Pathologie qui découvre une erreur assez
commune dans la Médecine vulgaire, dans laquelle sans demêler *l'acide*
d'avec *l'aigre*, l'on attribue à l'acidité ce qui appartient à l'aigreur.
Cependant la différence est entière
entre l'un & l'autre, car le salin
de l'aigre étant différent du salin de
l'acide, il est évident que les *concentrants* ou *absorbants*, dont il est tant
fait mention parmi les Praticiens,
sont à tout le moins très-défectueux.
Et en effet les pointes des sels étant
differentes dans l'aigre, des pointes

des sels qui font l'acide, la concentration que l'on se propose doit souvent manquer; & par-là on voit la cause des *obstructions* que tant d'Auteurs avouent naître de l'usage des absorbants, auxquels on attribue une vertu qu'ils n'ont pas dans la cure des maladies.

Il faut conclure de tout ce que je viens de dire, que l'*acide* pris dans son sens naturel, est une qualité mûre, ou un état de maturité & de perfection dans la formation des mixtes, au lieu que l'*aigreur* est une qualité, ou un état de crudité dans les mixtes qui n'ont pas encore atteint le dévelopement qui doit faire leur maturité. Telle est l'aigre de verjus & l'aigreur de tous les fruits qui ne sont pas mûrs; ou bien c'est un état de *décomposition*, par où les parties d'un mixte tombent dans la désunion; ce sont les sels *résouts*, ou la résolution des sels, *salium fluor*; ce qui est le *fracedo* ou la chûte en corruption d'un mixte, dont les parties se déconcertent; état qui est la qualité que contractent les laitages, quand ils tournent à l'aigre. Ces

D d iij

notions aident à faire concevoir
comment il arrive qu'un acide en
corrige un autre fuivant la maniére vulgaire dont l'on penfe en Médecine ; en effet le citron , l'orange , les limons, quoique manifeftement acides , corrigent , de l'aveu
de tous les Médecins , la caufe des
fievres attribuées à l'exaltation d'*a-
cides* dans le fang ou dans les humeurs ; & les *limonades minerales* ,
auffi-bien que les *teintures de rofes* ,
&c. qui fe font avec l'efprit de *vitriol*, prouvent cette vérité. Mais les
acides qui corrigent font naturels ,
& ceux qui font corrigés font des
alterations accidentelles , qui doivent leur origine à un état de corruption.

Il ne faut pas encore oublier l'u-
fage du *vinaigre*, qui fut tant en re-
commandation dans la pratique de
Sylvius de Hollande : Tous les bons effets que des acides produifent fur
d'autres acides, ne viennent que parce que les acides mineraux étant
tels de leur nature quand elle n'eft
ni alterée , ni corrompue , ils communiquent de leur vertu , qui eft

aftringente de fon naturel, aux parties des fucs qui font devenus tels
par corruption, c'eft-à-dire, par la
réfolution ou la défunion de ces mêmes parties. C'eft donc une *décompo-*
fition qui feroit comme une *atonie*
dans les *fluides*, parce qu'en effet ils
ont des fibres organiques, qui fe
trouvent rétablies dans leur *ton*, parce que leurs parties fe font rappro-
chées & remifes dans leur arrangement naturel. Ainfi la vraie place
des *abforbants* ne fe trouvera bien
pour la cure des maladies, que
quand l'on aura des preuves que
ce font des corps reconnus propres
à recevoir dans les *porofités* de leurs
parties, les fels morbifiques qui te-
noient en défunion les fucs ou leurs
principes. De-là vient la certitude
du *quinquina* pour la guérifon de
certaines fievres. Mais les effets de
tous les autres *abforbants* n'ayant
point par devers eux ce fond de
certitude dans leur application,
rien n'en découvre fi évidemment
les dangers, ou du moins, l'inuti-
lité en bien des occafions.

Ces reflexions generales fur l'a-
D d iv

LXXV. cide des maladies, nous ramenent
Fievre
des dents, naturellement à l'examen particulier de ces mêmes acides dans les
maladies qui font propres aux enfans. Celles qui les expofent à des
dangers plus grands, ou à des accidens plus graves, font toutes les
fortes de fievres qui attaquent ce
jeune âge. Celle de ce genre, c'eft
la *dentition*, ou la fortie des dents;
car cette maladie, fuivant la remar-
* *Lifter in* que d'un très-fçavant Médecin *,
aphor. doit être comparée à la *muë* des oifeaux, lorfque les plumes leur per-
cent la peau, foit pour en changer
quand ils les ont portées pendant
quelque tems, foit quand elles leur
naiffent pour la premiere fois. Alors
ils paroiffent dans un état de fouf-
france & de trifteffe, de forte qu'ils
ne chantent plus s'ils avoient commencé à le faire, ainfi tout marque
en eux une efpéce de fievre. Or la
fortie des dents dans les enfans reffemble parfaitement à la fortie des
plumes dans les oifeaux, avec cette
différence qu'une dent qui pouffe eft
comme une cheville offeufe, qui a
à écarter les côtés de *l'alveole*, puis

les fibres de la chair des gencives,
& finalement les bords du *calice* for-
mé par cette chair, que la dent doit
encore écarter deſſus la ſuperficie
de la gencive, pour ſe faire jour &
ſe ranger dans la machoire. Il me
ſemble qu'il n'y a point de maladie
qui appartienne plus aux ſolides,
c'eſt la remarque d'un grand Prati-
cien * qui fait là-deſſus des obſer- * *Bagliv.*
vations. Ainſi cette maladie eſt des
plus inflammatoires ; il ne faut pas
après cela s'étonner ſi la fievre, les
douleurs, les convulſions, &c. accompagnent la ſortie des dents,
ſuivant la reflexion d'Hippocrate
dans ſes Aphoriſmes. Après toutes
ces obſervations, il eſt évident que
les différens ſymptomes qui accompagnent la ſortie des dents, ne ſont
rien moins que les témoins ou les
ſignes de cette fievre particuliere.
On l'attribue cependant ſans y hé-
ſiter à l'acide du ſang ou des humeurs ; & voilà préciſément la raiſon pourquoi cette maladie trouve
ſi peu de ſecours dans cette Pathologie. Ils feront donc plus ſurs ces
ſecours, en traitant la ſortie des

dents de la même maniere que l'on va faire la fievre des enfans.

LXXVI. Caufes des fievres des enfans. Les auteurs qui traitent les maladies des enfans fe débarraffent tout d'un coup des caufes qui font leurs fievres, en les attribuant à l'acidité des humeurs, & en conféquence ils confeillent de leur faire prendre abondamment des *abforbans* qu'ils regardent comme les *fpécifiques* des fievres des enfans. Mais cette Pathologie eft-elle conforme à la vérité de ce qui fe paffe dans le corps d'un enfant qui a la fievre ? L'exemple qu'on vient de donner de la fievre que caufe la fortie des dents, donne une idée bien différente des caufes des maladies des enfans.

La violence d'un corps folide, qui eft la dent naiffante, qui perce à travers la chair la plus denfe qui fe trouve dans le corps humain, excite une fievre des plus cruelles. L'action violente de ce folide eft femblable aux efforts de la dilatation qui fe fait des diametres ou des capacités de tant de millions de vaiffeaux qui ont à s'ouvrir par la croiffance du corps d'un enfant. Ce font toutes parties *nerveuſes-membra-neuſes*, dont les fibres ou leur contractilité font forcées pour obéir à la dilatation qui s'opére par-tout le corps & dans tous les vaiſſeaux qui le compoſent. C'eſt donc un état *ſpaſmodique*, univerſellement douloureux, dans lequel font les jeunes enfans qui ont la fievre. Si après cela l'on fait reflexion que les reſſorts des fluides croiſſant à proportion que les ſolides s'épanoüiſſent ou ſe développent, le ſentiment de *rénitence* des ſolides contre les fluides qui ſe fait en tant d'endroits tout-à-la fois, ce double effort n'eſt-il pas ſuffiſant pour donner la fievre à des corps ſi tendres? Car de-là viennent des *oſcillations* multipliées par leur nombre, ou accrues par la nature des parties qui font en travail. Les efforts d'une nature ainſi excitée, qui font les cauſes naturelles des fievres en general, nous donnent auſſi la véritable notion de celles qui attaquent les enfans. Les fluides y ont cependant bonne part, car c'eſt la lymphe nourriciere que produit le lait. Les corps des enfans prennent leur croissance de cette lymphe, parce que c'est par l'intromission de ses parties dans tous les petits vaisseaux véficulaires qui composent le tissu de ces jeunes corps, & par la dilatation de ces vaisseaux, qui se relèvent ou se gonflent, que se fait la nutrition. Or toutes ces dilatations des vaisseaux, qui se font infensiblement pour opérer la nutrition naturelle, venant à se faire forcément, elles deviennent fensibles, douloureufes ou *morbifiques*; cela arrive quand cette lymphe nourriciere est trop abondante ou trop élastique; c'est ce qui arrive lorfque l'on nourrit les enfans ou trop abondamment, ou d'alimens trop fucculens, ou bien quand on leur fait boire du vin ou chofe femblable. Alors cette lymphe rendue ou boufante ou trop élastique, devient capable de foulévemens, qui en maniere de vibrations, se portent contre celles des artéres. De-là réfultent des ofcillations contre nature, & ce font là les caufes, & en même-tems les matieres de fievres.

La maniere de procéder à la cure

des fievres des enfans , eft fimple & LXXVII.
Maniere
de traiter
les fie-
vres des
enfans.

aifée à comprendre , quoiqu'elle
foit double. D'une part il s'agit de
fouftraire , d'une autre il faut reprimer le boufflement de cette lymphe , en diminuant fon volume , &
en affoibliffant fon élafticité. Par ce
double moyen l'on guérit ces fievres , fans même en excepter celle
de la fortie des dents. La faignée
en effet fe trouve d'une telle efficace
pour la guérifon des fievres des enfans , qu'une palette de fang les termine quelquefois en peu de tems ;
pourvû que l'on ait foin d'ailleurs
que la nourrice modére la quantité
de lait qu'elle donne à fon enfant.
L'ufage des lavemens pourroit être
auffi d'une grande utilité.

Les *abforbans* paffent pour le reméde *fpécifique* contre ces fievres ; en
effet , je ne ferois pas difficulté de
les employer , foit parce qu'ils con-
centrent les acides , foit parce qu'ils
en *engaineront* les pointes. Indépendamment de cet effet , dont peut-
être on leur fait trop d'honneur ,
ils ont des propriétés qu'il ne faut
pas négliger. 1°. Etant de leur na-

ture des molécules pesantes , elles agissent d'abord par leur *gravitation* sur les membranes de l'estomac , & elles en arrêtent les irritations convulsives ; ensuite passant dans les vaisseaux & dans les sucs nourriciers , elles s'interposent entre les globules du sang , & se mêlant dans les fibres de sa partie blanche , elles *enraient*, pour ainsi dire , les unes & les autres , en arrêtant sur-tout la volubilité de ces globules. Le trouble des *fluides*, & en même tems le ressort des parties étant diminué , procure l'heureuse opération des *absorbans*, qui deviennent ainsi des *fébrifuges*, des *sédatifs*, & des *antispasmodiques*. 2°. Le *quinquina*, (sur-tout la *cascarille*) étant un *absorbant*, il se mêle très à propos avec les absorbans ordinaires , soit en poudre , soit battus & infusés dans l'eau , & la vertu absorbante n'y est aucunement détruite ; au contraire le fébrifuge en devient beaucoup plus sûr pour la cure de toutes les fievres. Il y en a cependant une fort singuliere qu'un grand Medecin * fait observer, il l'appelle le pourpre des enfans , *purpureæ efflorefcentiæ* ; mais en même tems il avertit , que malgré ce nom odieux de pourpre , elle n'eft point menacée d'aucune mauvaife fuite , de maniere qu'il eft rare que les nourrices prennent là-deffus des confeils , parce que cette forte de pourpre fe diffipe de foi-même.

Les *glaires* , la *férofité* , la *lymphe* & femblables productions d'une lymphe viciée , dénotent manifeftement l'abondance d'humeurs & d'acide qui dominent dans les enfans , par tous les fymptomes qui accompagnent ou qui fuivent leurs maladies. Ce font ces *toux* plus ou moins convulfives , qui ont fait donner à celle qui eft familiere aux jeunes enfans , le nom d'*architoux* , pour ainfi dire , *pertuffis* , ou de *toux-maîtreffe* , maladie très-dangereufe pour les enfans qui en font attaqués. La feconde maladie font les *vers*. La troifiéme les *aphtes*. La quatriéme les affections galeufes , qui défolent fi fouvent la fanté de ces jeunes créatures.

Cette toux tient de fi près aux humeurs , qu'il eft rare qu'elle ait fon premier fiege ailleurs que dans

LXXVIII.
Toux des enfans.

l'eſtomac; il n'en eſt donc guère qui
mérite mieux le nom de *toux ſtoma-*
cale , que celle des jeunes enfans.

Aussi un grand Praticien * conſeille-
t-il de ne jamais perdre de vûe le
vice de l'eſtomac dans cette maladie , ſi l'on veut en obtenir la guériſon. La *ſterteur* ou le ſifflement qui
ſe fait entendre dans l'eſtomac de
ces enfans donne à connoître l'a-
bondance des phlegmes qui l'occupent ; & la preuve que c'eſt dans ce
viſcére que ſéjournent ces glaires ou
viſcoſités , c'eſt que le vomiſſement
les évacue , & aſſure l'efficace des
autres remédes. Ce n'eſt pas que la
poitrine n'ait quelque part dans cette *ſterteur* , mais ce n'eſt point en premier , c'eſt ſeulement parce que
l'eſtomac ſe trouvant en ſympathie
avec la poitrine , celle-ci partage
la cauſe de la toux ſtomacale , comme le *diaphragme* partage avec l'eſtomac la cauſe du *hoquet.* Le ſiege
donc de ces maladies ſe trouvant
dans l'eſtomac , il ſe communique
avec la poitrine & avec le *diaphragme*
par le moyen des nerfs & des membranes. C'eſt pourquoi le convulſif
ſe

se trouve si intimement mêlé avec l'humoral dans les toux stomacales, & c'est aussi la raison pour laquelle l'usage des *vomitifs* proportionnés à l'âge est si fort recommandé pour la guérison de l'*architoux* des enfans. Ces remédes rendent efficaces ceux que l'on donne ensuite, comme les *antispasmodiques*, tels que sont la poudre de *guttete*, le *gui de chêne*, &c. Cependant un sage Praticien * avertit, & l'expérience le confirme, que la saignée est d'une nécessité indispensable pour empêcher l'enfant d'étouffer. Moyennant ces précautions on parvient à guérir cette maladie, en faisant sur-tout un grand usage de l'huile d'amandes douces, & du blanc de baleine en maniére de *looc*; de la décoction de racine de *pivoine*, des infusions d'*hyssope*, des *capillaires*, des *fleurs de pas d'âne*, sans oublier sur-tout à régler le régime de l'enfant & de la nourrice.

* *Sydenham.*

Cette précaution est encore essentiellement nécessaire pour la cure des *vers*; car aucune maladie ne donne tant à soupçonner l'abondance d'un chyle ou d'une lymphe nour-

LXXIX. Maladie des vers.

riciere pourriffante ou aigrie, que
celle des vers. La miferable coutume qu'ont les nourrices de donner à leurs nourriffons trop fouvent
à teter, ou bien de leur donner trop
de bouillie, ou même quelquefois
de la foupe à la viande, jette fouvent les fondemens de cette maladie. Tant de fucs furabondans dans
l'eftomac & dans les inteftins s'y altérent évidemment par leur aigreur,
dont les haleines de leurs enfans
font de fenfibles témoins par l'odeur
d'aigre qu'elles leur font fentir, &
que porte avec foi tout ce qui fort
de leurs corps ; c'eft ce qui donne
le tems & l'oecafion à la *vermination*,
c'eft-à-dire, au développement des
germes d'infectes répandus par tout
l'univers dans la plûpart des alimens
& particulicrement dans les laitages. Car s'il eft un exemple de la
Pathologie animée : Pathologia animata,
telle que l'a traitée fi fçavamment
un grand Médecin *, elle fe trouve
évidemment dans la maladie des
vers, où ils paroiffent s'éclore dans
l'eftomac & dans les inteftins, comme dans leurs matrices. Il naît des

* Lan-
gius.

millions de petits animaux, qui font
toutes les fortes de vermiffeaux qui
fe montrent dans les enfans , foit
qu'ils en vomiffent , foit qu'ils les
rendent par les felles. Combien de
différentes formes, plus monftrueu-
fes les unes que les autres , fous lefquelles fe montrent des vers , comme l'a fi fçavamment fait voir le
célébre Auteur des maladies des *Mr
vers. Mais quoi qu'il en foit de ces Andry ,
différentes formes , le fonds de la *ancien
Doyen dec
vermination eft toujours là corruption *la Facul-
des fucs nourriciers furabondàns , *té de Médecine de
croupiffans , & qui s'aigriffent dans *Paris.
lès entrailles.

L'ufage des *amers* eft naturellement ce qu'il faut pour aller au
fonds du mal , c'eft pourquoi toute
précaution gardée , & pour la quantité & pour la forte d'*amers* , ce font
lès remèdes fpécifiques pour détruire radicalement la caufe vermineu-
fe. La *rhabarbe* toute feule remédie
parfaitement à cette maladie : l'on
en fait des infufions legeres , dont
la nourrice elle-même doit ufer , fi
l'enfant eft à la mammielle , finon
l'on en fera prendre habituellement

& fouvent à l'enfant en même tems qu'on le tiendra à un régime fobre & frugal ; car c'eft fur-tout dans les maladies des jeunes enfans, que l'on peut affurer hardiment que le manger eft la caufe des maux qui leur arrivent. Or la rhubarbe combat directement cette caufe ; car en même tems que par fa vertu *alterative*, amere & abforbante, elle détruit les aigres, & porte le baume dans le chyle, elle eft legerement purgative, ainfi elle entraîne par les felles, les fucs pourriffant qui fervent comme de nids, de pâture, ou de materiaux à la vermine. Ce reméde fera précédé de quelques petits vomitifs, après quoi on pourra fe fervir quelquefois du *mercure doux*, dont l'on mêle quelques grains avec des abforbans, ou bien le *mercure crud* lui-même infufé pendant la nuit à la dofe de quelques gros dans l'eau de *galega*, c'eft le reméde célébré par toute l'*Italie*, où il eft en réputation fous le nom de l'illuftre M. Boyle, parce que c'eft fous ce nom qu'on le diftribue.

Les aphtes dans le langage vul-

gaire , font des ulcéres qui occu- LXXX.
Les aph-
tes.
pent la bouche , les lévres , & l'œ-
fophage des enfans ; mais c'eſt mal
parler , dit un ſçavant Auteur * , *Doleus.
car ce ſont de véritables *eſcarres*. Et
un autre grand Médecin fait obſerver que ces *eſcarres* occupent les extrémités de ces excrétoires des glandes qui ſont ſi nombreuſes dans la
bouche , c'eſt pourquoi le nombre
des *aphtes* devient quelquefois ſi
grand. Il y en a qui prétendent que
c'eſt la diſpoſition mollaſſe de ces
jeunes corps trop humides , qui fait
ces ulcérations , parce qu'ils abondent en ſéroſité. Mais le caractère
des *aphtes* qui attaquent auſſi les adultes , comme les femmes groſſes &
les rateleux , (*lienoſos* , ſuivant l'obſervation d'Hippocrate ,) découvre
une vraie malignité dans l'humeur
lymphatique ſalivale , qui fait les
aphtes dans les enfans. Outre que
les aphtes des adultes occupent tout
le canal depuis l'œſophage juſqu'au
dernier des inteſtins , les ſymptomes
qui les accompagnent n'obligent à
rien moins qu'à en venir à l'*opium*
même , comme en avertit un célé-

bre Praticien *. Il est à observer
d'ailleurs, que la fievre cause souvent les *aphtes* ; celles-mêmes qui
sont les plus opiniâtres, sont toujours entretenues par un fonds de
fievre ; c'est la raison pour laquelle

un autre grand Praticien * avertit
qu'il faut alors en venir absolument
au *quinquina*. De tout ceci il faut conclure que les *aphtes* dans les enfans
ne sont aussi mauvaises que dans les
adultes, que parce que les sels sont
moins exaltés dans le sang des enfans que dans celui des adultes. Du
reste le fonds d'une telle humeur
donne à comprendre qu'il faut bien
se garder dans la cure des aphtes,
de se borner à quelques *topiques*,
mais qu'il faut très-soigneusement
veiller au lait de la nourrice, & au
régime qu'elle fait garder à son
nourrisson. Le petit lait convient
parfaitement à l'enfant tandis qu'on
lui diminuera le lait de sa nourrice,
& celle-ci ne sçauroit trop boire
d'eau d'orge & de reglisse pour des-
saler son lait.

Ceci supposé, le reméde le moins
équivoque pour appliquer sur les

aphtes, c'est le suc aqueux de *joubar-be* mêlé & cuit ensemble en partie-égales avec le lait, pour en imbi-ber avec une plume les endroits ul-cérés. C'est le reméde de M. *Boyle*, il y ajoute un peu d'*alun de roche*, quand le mal est opiniâtre. Mais ce que recommande fortement un sçavant Médecin *, c'est d'être ex- *Dolæus*, trêmement réservé sur la purgation dans cette maladie, autrement on risqueroit de mettre le comble au mal, parce que le cours de ventre y est très-pernicieux, & il est une suite des purgatifs, qui attirent cet accident mortel.

Les affections *galeuses* trouveroient LXXXII. ici la place qu'on leur avoit desti- Ophtal-née, si d'autres affections congéné- mies des res aux aphtes ne venoient la préoc- enfans. cuper. Ce sont les *ophthalmiques*, qui tourmentent si cruellement quelque-fois & si long-tems les jeunes en-fans, elles sont, de même que les aphtes des fluxions sereuses ; & elles prennent de même leur origine dans le genre glanduleux (c'est-à-dire, dans les glandes des yeux). Ce sont donc des *ophthalmies* plus ou moins

humides , plus ou moins inflammatoires , plus ou moins douloureuſes,
parce que ſouvent elles tiennent
bien plus du larmoiement cuiſant
& brulant (qui eſt l'*épiphora* des latins) lequel donne des cuiſſons in-
ſupportables à ces pauvres enfans.
C'eſt l'abondance de lymphe qui
ſe porte naturellement au cerveau
des enfans (qui pour cela leur rend
la tête plus groſſe à proportion que
les autres parties du corps) & qui
s'engage dans les glandes des membranes des yeux. Là par le ſéjour
de cette humeur , ſe fait l'acrimo-
nie qui pique & brûle ces membranes , tandis que d'ailleurs les *diamétres* des *ſecretoires lymphatiques* venant
à ſe dilater , ils reçoivent dans leurs
capacités la partie rouge du ſang , ce
qui alors change l'*épiphore* en vraie
ophtalmie , ou en véritable inflammation des yeux.

C'eſt ſouvent le fondement des
taches , des nuages , des obſcurciſſe-
mens , enfin des aveuglemens qui
arrivent & reſtent à ces enfans , ſi
l'on manque à prévenir ces malheurs. La ſaignée, qui eſt, comme le
penſe

pense un célèbre Médecin * , le *Pitcarn.* spécifique dans l'*ophthalmie*, doit être pratiquée , si l'on véut voir le succès des autres remédes. Ici comme dans toutes les autres maladies des enfans , on les voit échouer , si l'on néglige de pourvoir à l'interieur du corps. Les *abforbants* , la boisson de *petit-lait* , quelques gorgées d'infusion légére d'*euphraise* en maniére de *thé*, les lavemens pour lâcher le ventre (circonstance si nécessaire , suivant l'avis d'*Hippocrate* , pour la cure des *ophthalmies*) tout cela doit précéder ou accompagner les *topiques*, auxquels on a coutume de trop déférer dans les maux des yeux. La pulpe de pomme cuite dans l'eau, détrempée avec de l'*eau rose* où l'on aura batu un blanc d'œuf, convient ici parfaitement ; ou bien un petit cataplasme bien léger , fait avec la mie de pain , le lait de la nourrice & quelques grains de safran ; ou bien le lait même de la nourrice rayé dans les yeux du nourrisson. Quelque *collyre* très-léger , fait par exemple avec l'*eau rose* & les *trochisques blancs de rhasis* , étuvant

d'ailleurs très-souvent les yeux &
tous les environs avec de l'eau chaude. Enfin l'inflammation ou la douleur étant trop vive, l'on fera faigner dans les yeux malades un pi-
geon, deux ou trois fois le jour.
L'application derriére les oreilles
d'un veficatoire très-moderé pourra trouver fa place; enfin celle
d'un *cautere* à la nuque du col, pour
achever de tarir le fond de ces productions fereufes, pourra être em-
ployé pour terminer cette cure, &
préferver les enfans de rechûte dans
ces maux d'yeux, parce que les cau-
teres réuffiffent finguliérement à cet
âge & pour ces fortes de maladies.

Les *affections galeufes*, quelque nom
qu'on leur donne, font une forte
de maladie à *éruptions*, elles demandent une précaution principale, à
laquelle cependant l'on manque très-
fouvent dans la cure de la gale,
fur-tout de celle des enfans. Car
l'on n'eft occupé que de deffécher
ou éteindre les puftules de la galle, lefquelles étant la voie par où
fe fait la *dépuration* du fang des enfans qui jette par là fon écume,

LXXXII.
Galle des
enfans.

rien n'eft plus pernicieux que de fupprimer avant le tems ces *excretions*. C'eft pourquoi l'on ne fçauroit trop recommander aux nourrices de n'appliquer rien fur les vifages galleux de leurs nourriffons, jufqu'à ce que la nature ait achevé fon travail. Cependant on la foulagera en moderant fur-tout le régime de l'enfant, qui abonde dans cette maladie en fucs nourriciers fuperflus. Il faut en même tems faire fuccef à l'enfant du fyrop *fimple* de *rofes pâles* mêlé avec un peu d'huile d'amandes douces, toujours fans perdre de vûe l'avertiffement d'un grand Médecin Chirurgien *, qui recommande féverement la retenue fur les remédes exterieurs dont on fe fert communément pour la cure de cette maladie ; parce que de l'indifcrétion à appliquer des drogues fur les vifages galleux des enfans, viennent des *épilepfies*, & fouvent toutes les infirmités qui furviennent dans le jeune âge. Cette précaution exactement prife, l'on fe réglera pour l'application des remédes fur les vifages de ces enfans, par l'état

* Hilda-nus.

où paroîtront les pustules ; si elles
sont enflammées, douloureuses &
fievreuses, alors il faut sans differer
saigner l'enfant; car ces accidens &
encore bien d'autres, n'arrivent aux
plus jeunes enfans qu'à raison d'u-
ne *plethore*, ou excès de sucs dans
les vaisseaux. C'est que n'y trouvant
pas assez d'espace, ni assez d'étendue dans des capacités aussi bornées,
qu'elles le sont dans d'aussi petits
corps, ces sucs superflus s'accumu-
lent, & par les *congestions* plus ou
moins phlegmoneuses, ou par les
stases qui s'en forment, ils attirent
des douleurs, des anxiétés ou des
inquiétudes cruelles, dans lesquelles on voit de pauvres enfans. A la
saignée l'on joindra l'usage du petit
lait interieurement, & celui de l'eau
d'orge ou seule, ou mêlée d'un peu
de *trochisques blancs de rhasis*, pour en
étuver sobrement, & légerement
le visage de l'enfant. Si ces pustules fournissent trop de suppuration,
il faut avoir recours à l'application
de quelques détersifs-anodins-tem-
perés, comme par exemple la cré-
me très-fine de *lentilles* ou d'orge,

ou bien la *crême* de lait où l'on mêlera un peu de *craie* de *Briançon*. Enfin si ces pustules sont trop séches,
il faudra les toucher délicatement
d'un peu d'huile d'amandes douces,
ou bien avec le lait tiéde où l'on
aura mêlé très-peu de *safran*, ce qui
fait encore mieux. Lorsqu'on aura
reprimé tous les accidens par les
moyens convenables, on pourra
passer à quelque chose de décisif
pour la cure de la galle, on étu-
vera les pustules avec de l'eau d'orge où l'on aura fait bouillir un peu
de *fleurs de soufre*. Au reste l'on aura
soin de purger doucement l'enfant,
ou par le syrop simple de *roses pâles*,
ou par celui de *chicorée* composé de
rhubarbe, ou en lui faisant avaler
assiduement de l'huile d'amandes
douces avec le syrop violat.

J'aurois traité en cet endroit de
la maladie ordinaire & si terrible
pour les enfans, qui est le *chartre*,
ou le *rachitis* : mais comme j'ai été
obligé de placer cette maladie ailleurs, où il a fallu faire comprendre la part si grande qu'a la partie
blanche du sang en bien des mala-

dics, il feroit inutile de rien repéter ici fur cette maladie. Voila à
peu près tout ce que j'avois à dire
de plus important fur les maladies
des enfans; mais tous les Auteurs
qui ont traité de ces maladies, ont
précifément oublié de parler de
l'occafion qui attire une infinité de
maux aux enfans, au fortir du lait
de leurs nourrices; c'eft comme je
l'ai déja dit ci-deffus, la malheureufe coutume que l'on a de ne pas
faire attention au tems propre pour
fevrer les enfans, cela fe fait toujours prématurément; car fuivant la
décifion d'un refpectable Praticien *
de l'école de Paris, on ne devoit
pas faire téter les enfans moins de
deux ans & demi. Au mepris d'une
fi fage obfervation, & fi fûre pour
la fanté à venir des enfans & des
adultes, l'on fevre les enfans fur
les moindres prétextes à douze &
quinze mois, & pour l'exécuter
l'on s'en repofe fur les foins ou l'intelligence groffiére de femmes fans
fcience, fans réflexion, fans éducation, qui font du *fevrage* des
enfans, une efpece de metier pour
gagner leur vie.

* *Ballo-nius. Ep. l. 1. p. 6.*

Cependant c'est cette circonstance qui est la plus importante pour
la vie & pour la santé des enfans :
c'est du moment qu'ils sont sevrés
que commence la formation de
leurs corps ; c'est alors que s'établis-
sent les fondemens de la santé de
leurs corps, & de celle de leurs
esprits, dont les fonctions sont si
étroitement liées à la disposition des
corps : voila ce que l'on donne
à ménager à des femmes aussi peu
instruites sur l'une que sur l'autre
de ces santés. S'il n'étoit question
de mettre de jeunes enfans chez
ces femmes, que pour les empâter
comme l'on fait des animaux, que
l'on met où que l'on donne à en-
graisser, elles s'acquitteroient parfaitement d'une telle commission :
mais de leur voir abandonner des
hommes qui sont & qui doivent
devenir de plus en plus des substan-
ces pensantes ; elles qui ne sçavent
que faire des machines de chair &
de sang, bien bûvantes & bien
mangeantes ; est-il surprenant de
voir le monde se peupler d'esprits
stupides, lourds, enfoncés dans la

LXXXIII.
Conduite de la plupart des sevreuses par rapport aux enfans.

Ff iv

matiére, & appefantis dans les fonctions de leurs charges, de leurs
profeffions, ou de leur metier ? Car
ces réflexions ne font que la fuite de
celles que l'on a faites ci-deffus, que
les familles des Pauvres étant comme les féminaires du genre humain,
il eft de la derniére importance de
veiller à la confervation de leurs enfans, comme on l'a montré. Or
l'importance n'eft pas moindre pour
leur éducation corporelle, c'eft-à-
dire, pour la maniére de les élever.
On ne doit pas les nourrir comme
l'on fait des animaux, qui ne font
que des machines purement mate-
rielles, ou materiellement organiques; il faut faire attention que les
enfans des pauvres doivent devenir
des fubftances raifonnables, & que
par conféquent l'on doit également
nourrir leurs efprits en même tems
que leurs corps, chacun à fa maniere; mais la bonne maniere eft
méconnue à prefque toutes ces femmes qui font le metier de fevreufes,
& qui ne fçavent précifément que
donner leurs foins à la nourriture
du corps, fans s'embarraffer aucu-

nement de celle de l'esprit.

Les désordres qui résultent dans les familles , dans les états , & dans tous les emplois , d'une éducation aussi mal entendue , feroient plus d'impression , s'ils étoient bien compris , & examinés dans toutes les conditions. *Hippocrate* jaloux autant qu'il l'étoit de la vie corporelle des hommes , se plaignoit des désordres que causoit dans le monde l'ignorance & l'imperitie des Médecins; il s'en prenoit à ce qu'il n'y avoit point de loix établies pour punir les mauvais Médecins. *Artium Medicina nobilissima , verùm propter eorum qui eam exercent ignorantiam , &c. omnibus inferior habetur. Erroris causa . . . . quòd soli arti Medicæ nulla in urbibus . . . præfinita pœna est* *. C'est pourquoi un moyen de remédier dorésnavant aux fautes de ces femmes ignorantes, de ces *sevreuses* à gage , ne seroit-ce pas d'établir des loix , & en conséquence de faire des examens pour juger de leur capacité pour l'exercice qu'elles osent entreprendre ? Cet établissement seroit-il moins raisonnable que celui par lequel il

* *Hippoc. lex.*

n'eft permis à quelque femme que ce foit, de fe donner au public pour *accoucheufe*, fans avoir paffé par les examens ordonnés à cet effet, & auxquels elles font affujetties par de juftes loix. Et en effet eft-il moins effentiel de pourvoir à la fûreté de l'éducation corporelle des enfans, qu'il n'a été néceffaire de veiller à la fûreté de leur naiffance ? Le foin des accoucheufes ne regarde que la fûreté de la vie du corps, au lieu que le devoir des *fevreufes* renferme la fûreté de la vie du corps, & celle de l'ame ou de l'efprit.

C'eft donc à ce double égard qu'eft mal entendue la maniere de *fevrer* les enfans : on les met entre les mains de perfonnes qui croient avoir tout fait, quand elles fe font acquittées de ce qui appartient à l'éducation corporelle, ou à la nutrition des corps, après les avoir farcis de fucs nourriciers non-feulement trop abondants, mais fouvent trop groffiers. Je demande fi ce font là des materiaux convenables à fervir de fondement à l'édifice du corps, & de fes organes qui

se forment ou se développent dans
les jeunes enfans ? il ne faut pour
en juger, qu'une légére attention sur
la maniere dont les Architectes s'y
prennent pour donner aux fondemens des bâtimens qu'ils élèvent,
la fermeté, la justesse & la consi-
stence qui les fait durer des siécles
entiers. Leur premier soin est de
veiller à ce que les premiéres *assises*
de pierres qui doivent porter le
poids de la masse des plus grands
édifices, soient solidement & fer-
mement unies par les liaisons qu'ils
sçavent donner aux pierres les unes
avec les autres ; c'est à quoi ils réus-
sissent par l'attention qu'ils ont à
remplir les *joints* d'entre les plus
grosses pierres de taille, non d'un
mortier abondant, grossier ou épais,
mais d'un ciment très-fin, très-dé-
lié, très-fluide, ou d'un plâtre le
mieux choisi, bien tamisé, & habilement détrempé, dont ils sçavent
insinuer de justes quantités entre les
joints des pierres, quoique les plus
grosses, les plus étendues, & les
plus massives. De même en suivant
cet exemple, ne voit-on pas de

quelle importance il est pour l'affermiſſement, la ſolidité & la durée des organes du corps humain, de les former par la liaiſon de ſucs fins, très-fluides & juſtement détrempés ? Seront-ce ceux qui viendront de potages ou de ſoupes compoſées de viandes les plus groſſiéres, de *bœuf*, (ſouvent de *vache*) & de *mouton*, qui font la baſe des potages ordinaires des familles de petites gens ? Cependant il ſe trouve des *ſevreuſes* parmi elles, qui ne craignent point, qui même ſe font une eſpéce de vanité, de réuſſir à accoutumer les jeunes enfans à manger de tout, & autant qu'ils le peuvent, du pain ſec, du gateau, ou de ſemblables alimens ſolides, ſans en excepter la viande, & encore quelle viande ! Je demanderois à ces *ſevreuſes* ſi experimentées à ce qu'elles prétendent, quels ſont dans les corps des jeunes enfans, les organes qui doivent digerer ces nourritures ? Leurs dents ſont encore ou à venir ou trop foibles dans leurs aſſiétes ; les fibres nerveuſes de l'*eſtomac* n'ont pas encore pris leur *ton*, ou acquis le reſſort qui

leur conviendra pour exercer la vertu fyftaltique de la *trituration.* Voila
donc tous les vifcéres naturels expofés à fe trouver comblés ou of-
fufqués par l'abondance de fucs indigeftes ou imparfaitement travail-
lés. Le danger en devient d'autant
plus grand, que les principales iffues que la nature ouvre dans le
corps humain, pour le décharger
de fes plus abondantes fuperfluités,
font encore très-imparfaitement ouvertes : ce font les pores de la peau
qui doivent fervir à la *tranfpiration ;*
cette reffource capitale dans l'œconomie animale, pour la délivrer de tout
ce qui pourroit troubler, pervertir,
ou arrêter fes opérations. Que deviendra dans les parties les plus intimes du corps cette furabondance
de fucs nourriciers mal apprêtés?
La bile déja fi foible de vertu, non
exaltée encore, dans les corps des
enfans, ne fera-t-elle point offufquée
par la partie blanche du fang, &
ainfi éteinte avant que de naître?
Et cette partie qui ne doit faire
que les deux tiers de la maffe du
fang, venant ainfi à la conftituer

presque entiérement, ne lui servira-
t-elle point comme d'*entraves*, qui
s'interposant entre les globules de
la partie rouge, feront de toute la
masse du sang, un composé de fluides ralentis & croupissans? N'y a-
t-il pas lieu de tout craindre pour
la suite de l'âge d'un sang devenu
pauvre de ses richesses, parce qu'il
est surchargé de sucs.

D'ailleurs, peut-on se promettre
que le *spiritueux volatil* qui doit servir aux fonctions de l'ame, & aux
opérations animales, se separera de
ce fond limoneux, avec toutes les
qualités qu'il doit avoir pour ani-
mer comme il faut, le genre nerveux? Une liqueur aussi mal *dephle-
gmée* pourra-t-elle fournir au cerveau
la quantité d'*esprits* dont il a besoin
pour imbiber & vegeter tous les
nerfs qu'il envoie par tout le corps?
L'on sçait quel soin la nature apporte pour *rectifier* la *lymphe* qui
monte au cerveau pour entretenir
le cours des esprits. Mais toutes ces
prévoyances de la nature renfermées dans tous les lieux de retraite, sçavoir les *sinus* & les *glandes* qui

font fur la route du fang qui fe fu-
blime à la tête, feront-elles fuffi-
fantes pour dépurer cette lymphe
qui doit fervir de vehicule à ces *efprits ?* Combien y a-t-il donc à
craindre que le cerveau des enfans
ne fe trouve trop chargé d'humeurs
& trop vuide d'efprits ? Dès-là ces
enfans deviendront lourds, tardifs,
& fans induftrie. Voilà où conduit
naturellement la mauvaife nourriture que des nourriffons prennent
entre les mains des *fevreufes*. Il me
femble que tout ceci merite fingulierement l'attention du Public, &
de toutes les familles civiles &
Chrétiennes ; fans cela on n'élévera
que des fujets imbéciles, fans lumieres, & fans capacité dans leurs
efprits. Les mœurs, en conféquence
d'une telle nourriture, qui eft plus
propre à faire de la chair & du fang
qu'à mettre de la fageffe & de la
modération dans l'efprit, feront-elles
plus en fûreté que les corps ?

Le confeil d'Hippocrate fur les
changemens de nourriture, va au-
devant de bien des inconvéniens. Il
avertit qu'il ne faut pas paffer bruf-
quement

quement ni précipitamment d'une
chofe à une autre, parce qu'il faut
en pefer les circonftances. *Eorum quæ
circa naturam atque habitum noftrum con-
tingunt, maximæ mutationes morbos pa-

riunt.... * *Omnis fubita mutatio periculo-
fa... Mutationes cavere oportet, in eoque

obfervanda eft cibi paucitas.... * *Victuum

mutationes morbos pariunt. * C'eft ainfi
qu'ayant à changer la nourriture
d'un nourriffon, il faut après avoir
bien pris fon tems pour ne pas précipiter un changement de cette importance, que la nourriture qu'on
fubftitue au lait d'une nourrice fe
trouve *analogue*, c'eft-à-dire, en
reffemblance de nature avec le lait.
Cette reffemblance fe trouve-t-elle
dans les fucs contenus dans les chairs
des animaux, comparées avec les
alimens tirés des légumes, & fur-
tout des graines? Dans celles-ci fe
trouve immédiatement & par un
fimple développement, une fubftance douce, blanche & laiteufe:
voilà ce que l'on donne à un nourriffon au fortir du lait de fa mere.
Quand on lui donne des crêmes, des
bouillons ou femblables *pulmens* de
graines,

graines ; la nature qui travailloit le lait de la nourrice se retrouvant tout d'abord dans ces sortes de nourritures, qui sont prochainement laiteuses, continue son même travail. Tels seront donc alors à leur place, & très-à-propos, les bouillies faites avec les farines de froment bien séchées, de même que les crêmes préparées avec les graines, comme les *haricots*, l'*orge*, le *gruau*, le *ris* : on fera ensuite des panades à l'eau avec les jaunes d'œufs ; ainsi successivement l'on parviendra à donner, si l'on veut, des potages ou des panades à la viande, lorsqu'un nourrisson aura passé quelque temps dans l'usage de ces autres nourritures. Prenant tous les jours de nouvelles forces, les fibres de son estomac auront suffisamment de ressort pour démêler dans les sucs des viandes, & pour en faire sortir par le moyen de la trituration les sucs *lymphatiques* qui s'étoient perdus, alienés & métamorphosés dans la confection des chairs des animaux, qui ne se sont nourris que d'herbes ou de graines. Ces nourritures simples & naturel-

les tourneront volontiers au bien
des corps des nourriffons , fi l'on a
foin de leur faire boire de l'eau
chaude adoucie en cas de befoin ,
par un peu de *miel*, ou de *fucre* , fur-
tout ne leur donnant jamais de vineux , c'eft-à-dire , ni vin , ni cidre ,
ni biere. Ce feroit le moyen de re-
concilier nos corps avec l'ufage du
miel , fi on les accoutumoit pendant
qu'ils font jeunes à fe nourrir de legumes : ce fera l'avantage que l'on
tirera du régime que l'on confeille
ici aux Pauvres. Il faut auffi avoir
grande attention d'exercer les corps
de ces jeunes créatures , foit en les
faifant promener petit-à-petit ou
dans des bancs vraiement *ambulatoi-*
res, & qui font faits exprès pour foutenir leurs petits corps , foit en les
promenant doucement foutenus par
des lifieres que les *fevreufes* tiendront
dans leurs mains ; mais il faut bien
fe garder de les forcer en aucune
maniere dans leur marche. Par cette
attention journaliere & prudemment exercée , les os des jeunes enfans , foit de l'épine du dos , foit des
cuiffes ou des jambes , fe fortifient

par ce pétit travail *labor firmat*, dit
Celse si vanté sur le régime. Ainsi
les *solides* prenant de justes *directions*,
les *fluides* les suivront, & l'on aura
la consolation de voir croître des
enfans droits & fermes sur leurs
jambes, sans devenir ni crochus ni
malfaits.

On me reprochera peut-être que
tout ce que je viens de dire demande trop d'attention, & qu'il vau-
droit autant faire faire un Cours de
Médecine à des femmes pour leur
apprendre à *sevrer* des enfans : c'est
comme si l'on demandoit, s'il faut
faire faire un Cours de Chirurgie
aux femmes qui se font *accoucheuses*.
Comme donc il suffit pour celles-ci
que les Chirurgiens les instruisent
pour pouvoir exercer habilement le
manuel des accouchemens, il suffi-
ra que des Médecins soient propo-
sés pour instruire ces femmes des
régles qui regardent singulierement
la diette ou le régime des enfans
nouveaux nés, & des enfans sor-
tans de nourrice.

La science que l'on exigeroit ici LXXXIV.
d'une *sevreuse*, seroit même bien Qualités

moindre que celle que l'on veut
trouver dans une *ſage-femme* qui ſe
préſente aux examens des Chirurgiens. Car l'on ne voudroit d'elle
ſeulement qu'elle ſçût s'occuper ſagement, ſérieuſement & entierement de l'objet de l'emploi qu'elle
veut embraſſer en ſe faiſant *ſevreuſe*.
Tout ſe réduiroit donc à ce qu'elle
ne perdît jamais de vûe, que c'eſt
un lait de femme auquel elle entreprend de ſubſtituer une nourriture convenable à la ſanté d'un enfant ; elle apprendra que la plus
convenable eſt celle qui a le plus de
rapport avec un tel lait : ainſi le lait
de vache dont elle feroit des bouillies ou des panades, lui paroîtra
toujours l'aliment le plus propor-
tionné à la nourriture de l'enfant
qu'elle ſevre, & en conſéquence,
elle doit pendant du tems le tenir
à cette nourriture. Mais parce que
le lait de vache eſt beaucoup plus
épais que celui de femme, que la
farine qu'on y mêle augmente ſon
épaiſſeur ; enfin la mie de pain op-
poſe à l'eſtomac un volume, ou une
conſiſtance plus difficile à vaincre ;

tout cela bien examiné, elle doit
avoir foin d'accoutumer l'enfant à
boire quelque chofe d'auffi fimple
à peu près que la ferofité du lait de
femme; & parce que la nature n'offre rien de plus fimple en ce genre
que l'eau commune; ce fera de cette
eau, prife à la riviere, dont elle lui
fera boire affez pour donner à cette
nourriture un vehicule fuffifant. Il
eft de la derniere importance dans
la nourriture des enfans, de ne jamais leur donner à boire des eaux
de fontaine qui feroit trop froide
ou graveleufe, pour ne les point
expofer à être attaqués de la pierre,
ou à contracter des affections de
reins ou de veffie, qui font les ap-
panages de beaucoup d'enfans de
pauvres gens. Les farines de graines fe trouvant dans une convenance très-prochaine avec le lait, ce fera donc de ces farines, comme celles
de *ris*, par exemple, d'*orge*, de *gruau*,
d'*haricots*, de *millet*, & d'autres graines
auffi naturelles en fait de *nourritures*,
dont elle fera à fon enfant des bouillons, des crêmes ou des pulmens,
foit avec l'eau feule, foit en y mê-

lant du lait , ou bien un jaune d'œuf,
ou un peu de beurre bien frais. Mais
ce ne sera qu'après avoir passé quelques mois dans l'usage de telles
nourritures qu'elle se permettra celui des potages à la viande , qui seront faits avec la volaille , ou avec
du poulet , & toujours avec bien
plus de veau que de bœuf ou de
mouton , afin de ne faire passer dans
le corps d'un enfant nouvellement
sevré , que des sucs nourriciers les
moins disproportionnés à la nature
du lait de femme. C'est ce qui doit
servir continuellement de boussole
à une *sevreuse* qui ne voudra que le
bien de son nourrisson. Par la même raison elle se gardera de lui faire boire rien de vineux , parce que
le vin durcissant les sucs nourriciers , sur-tout ceux que l'on tire
des chairs des animaux , ce seroit
insinuer dans les vaisseaux d'un jeune enfant de véritables causes de
maladies , que de lui donner pour
nourriture ordinaire des sucs aussi
indigestes , qui rendroient ses viscéres les reservoirs & les foyers de
plusieurs infirmités qui éclorroient

avec l'âge. C'eſt pourquoi elle doit
ſe le tenir dit une fois pour toutes ;
de n'accorder de la viande en ſubſtance à cet enfant, qu'après trois.
ans au moins ; c'eſt-à-dire, juſqu'à
ce que les fonctions de ſon corps,
les coctions & les digeſtions ſoient
bien établies ; parce qu'alors les
voies de la tranſpiration ſe feront
ſuffiſamment ouvertes par toute l'habitude du corps.

Ces voies de tranſpiration ne ſont
autre choſe que les pores de la peau
qui s'ouvrent à meſure que la peau
s'étend ſur toute la ſuperficie du
corps. Ainſi ce ſont comme autant de
ſoupiraux capables déſormais de
donner iſſue à toutes les impuretés
qui s'échappent en vapeur par toutes
ces ouvertures. Pour concourir à cette opération de la nature, une *ſevreuſe*
aura ſoin en nourriſſant ſon enfant,
d'entretenir toute ſa peau bien net-
te. Pour cela, elle aura une ſingu-
liere attention à humecter mollement avec un linge mouillé d'eau
chaude & de très-peu d'eau de vie ;
tous les endroits du corps de cet
enfant, où s'amaſſeroit de la craſſe ;

elle lui frotera avec un linge doux, quelquefois même avec une broſſe bien fine, l'épine du dos & la tête; & tout ceci ſuppoſé, elle tiendra le corps de ſon enfant bien propre dans du linge bien ſec, & ſuffiſamment changé, ou autant de fois qu'il convient, pour décharger continuellemint l'habitude du corps de l'eſpéce de *ſuye* qui s'élève du fond des entrailles, & qui s'échappe en vapeurs ou en fumée par tous ces inſenſibles ſoupiraux.

Toutes ces réflexions ſur les *ſevreuſes*, pourront peut-être paroître déplacées dans cette Médecine des Pauvres, parce qu'en effet il n'y a que les femmes riches qui donnent leurs enfans à ſevrer à d'autres femmes, au lieu que les femmes qui ſont pauvres gardent leurs enfans chez elles, & elles les ſevrent elles-mêmes. Mais c'eſt parmi les Pauvres que les Riches choiſiſſent des *ſevreuſes*, & dès-là la Médecine des Pauvres a droit de leur donner des conſeils. Ainſi ce ſont les Pauvres qu'il faut ſinguliérement inſtruire de l'art de ſevrer les enfans. Si cependant

pendant les meres elles-mêmes dans les familles des personnes aisées, vouloient sevrer leurs enfans, elles prendront pour leur compte toutes ces petites leçons, ou bien elles se feront aider par des *sevreuses* d'office, c'est-à-dire, par des femmes qui auront toutes les connoissances nécessaires pour remplir utilement cette fonction : ainsi de quelque façon que ce soit, on peut toujours se flatter que ces reflexions seront très-utiles pour la conservation de tous les citoyens d'un Etat.

Les maladies des Vieillards font un contraste naturel avec celles des enfans. Mais comme leurs maladies n'ont pas d'autres noms que ceux sous lesquels elles ont déja été traitées ci-devant, l'on ne se propose ici autre chose que d'en faire sentir les singularités, c'est-à-dire, ce qui leur est propre, & ce qui en fait le caractère dans les âges avancés.

La premiere observation qui est essentielle pour la cure des maladies des personnes âgées, & qu'un Médecin ne doit jamais perdre de vûe;

LXXXV.
Maladies des Vieillards.

c'eſt celle qui regarde le ſoin de ſe
faire inſtruire, ſi le malade a été
ſujet à quelque maladie habituelle,
ſoit qu'elle ait pris naiſſance chez
lui, ſoit qu'il l'ait héritée de ſa famille. Il arrive ſouvent que c'eſt la
goute ou des *éryſipeles* auſquelles il aura été ſujet dans ſa jeuneſſe, ou bien
un *flux hémorrhoïdal* qui lui aura été
ordinaire ; quelquefois une tache
phthiſique attachée à la famille dont
il deſcend ; car il eſt étonnant combien ces fonds originaires de maladies influent en celles des vieillards
à qui il eſt ordinaire de ſubir dans
leurs vieux ans les fautes de leur
jeuneſſe. L'expérience & l'attention journaliere perſuadera de l'utilité de cette obſervation ; les remédes, le régime, en un mot,
toute la conduite qui eſt à ſuivre
pour la cure des maladies des vieillards, étant réglée & dreſſée ſur
l'état où leurs corps ſe trouvent, en
conſequence de la conduite qu'ils
auront gardée dans leur jeuneſſe, ou
des maladies habituelles qu'ils auront ſouffertes alors, on trouvera infiniment plus de ſuccès dans les remé-

des qui feront employés en confe-
quence de ces obfervations.

Une feconde obfervation qui fuit
de la premiere , c'eft d'étudier fi
dans ces occafions les maladies ont
quelque chofe de périodique , c'eft-
à-dire , fi elles tiennent de celles
qui fe font fentir par accès. Alors
ce fera au Médecin à voir fi l'on ne
pourroit pas employer le *quinquina;*
parce que fouvent il eft de ces maux
comme des crachemens de fang ,
qui font périodiques, & qui femblables aux accès de fievre reviennent de tems en tems ; & comme
le *quinquina* guérit décifivement ces
crachemens de fang , il guérira auffi
les maladies dont nous parlons.

De même , fi c'eft une femme â-
gée qui tombe malade , il faudra
bien examiner fi dans fa maladie
il ne fe mêle rien d'*hyfterique* , ou
quelque chofe de femblable qui
pourroit être dans fes entrailles ,
parce que dans fa jeuneffe elle auroit été fujette aux vapeurs. C'eft
pourquoi un grand Praticien * re- * *Bagliv.*
commande de mêler toujours le
caftor dans les remédes qu'on em-

ploye dans les maladies des femmes. Mais ce que l'on trouvera aussi
important par l'usage, c'est de sçavoir
à propos placer dans ces maladies
les *martiaux* sous la forme qui conviendra. C'est ainsi que l'on trouvera qu'en associant ces *martiaux* avec
le *quinquina*, lorsqu'on le donne dans
les fievres des femmes, on les voit
guérir bien plus efficacement.

Une troisieme observation qui est
generale pour toutes les maladies
des vieillards, est fondée sur la reflexion que l'on a déja insinuée : sçavoir que les maladies des vieillards
contrastent avec celles des enfans.
Car comme celles-ci ont leur cause
materielle dans la surabondance d'u-
ne lymphe qui domine dans les jeunes enfans, ce qui fait que leurs
maladies paroissent toutes d'humidités, de molesse, & de trop de souplesse dans les *solides*, qui sont gorgés de cette lymphe ; au contraire
dans les maladies des vieillards tout
y est sec, acre & salin ; de sorte que
l'abondance des humeurs a bien
moins de part dans leurs maladies,
que la *saumure* de leur sang. Ainsi il

faut regarder le corps d'un vieillard comme rempli de fucs *faumurés*, ou d'un fang qui a perdu fon *volatil huileux*, ou fon *fouphre æthéré-balfamique*, & par cette raifon les fibres nerveufes deftituées du fpiritueux lymphatique qui en fait la bonne conftitution, le *ton* & la fouplefffe naturelle, elles contractent habituellement une roideur *fpaftique* qui rend leurs *ofcillations* roides ; c'eft pourquoi le pouls des vieillards eft ordinairement dur, ou *ferratile*. Toutes ces attentions font néceffaires pour fe régler dans la cure des maladies des perfonnes âgées.

Une autre obfervation qui fuit encore de celle-ci ; c'eft que les maladies des vieillards attaquent ordinairement les membranes, ou la peau, ce qui les rend fujets à des *prurits* qui paffent en *dartres* infupportables : cela vient de ce que les fibres de la peau fe défféchant par l'âge, elles retiennent dans leurs interftices la matiere de la *tranfpiration* fupprimée, laquelle devenant âcre, & mordante par fon féjour dans des parties auffi fenfibles, les tient dans un picotement continuel. Ces mêmes maladies attaquent aussi ordinairement la *vessie*, & les parties qui y ont rapport, comme les *reins*, & les uretéres, toutes parties nerveuses ou membraneuses, & arrosées continuellement de lymphe. D'où vient que les vieillards sont si sujets aux affections pierreuses, graveleuses, ou néphritiques, de même qu'aux *dysuries*, aux *stranguries*, aux *ischuries* & suppressions d'urine. C'est aussi pourquoi toutes ces maladies doivent tenir l'esprit d'un Médecin attentif au régime qu'un vieillard aura gardé toute sa vie. Souvent tous ces maux ne viennent que d'un sang chargé du *tartre* de la quantité de vin dont il aura fait trop d'usage, & peut-être de débauche dans ses jeunes ans. Peut-être encore sera-ce dans un pays où les vins blancs sont d'un usage commun & presque la boisson ordinaire ; & par-là un Médecin comprendra la raison ordinaire de l'*acide* qui domine dans la masse du sang. Etant donc parfaitement instruit des sources des maladies, il se trouvera ai-

fément à portée d'y remédier efficacement.

Peut-être que l'on conteſtera le
contraſte où l'on met ici des maladies des vieillards avec celles des
enfans, parce que tout le corps d'un
vieillard paroît en *diſtillations*, par
les yeux, la bouche, les narines,
& qu'il mouche, touſſe, & crache,
continuellement ; fatigué d'ailleurs
par la fréquence des urines ; il n'eſt
point, ce ſemble, de marques plus
évidentes des ſeroſités dominantes
dans les entrailles d'un vieillard infirme, & l'on n'en remarque pas
davantage dans celui d'un enfant
malade. Mais cependant la différence eſt eſſentielle ; les ſeroſités dans
un vieillard, ſont des *expreſſions* ou
des *preſſurages* qui ſe font par le re-
tréciſſement des vaiſſeaux, & par
l'acide qui tient le ſang en *préſure* ;
au lieu que les ſeroſités dans le corps
d'un enfant malade, ſe font par la
ſurabondance de la lymphe nourriciere, qui fait *congeſtion* ou engorge-
ment dans les parties qui en regorgent. Comme donc les cauſes ſont
infiniment différentes, les *indications*

deviendront contraires, comme il
a été dit ailleurs, & c'eft ce qu'il
faut foigneufement obferver dans
la pratique.

La derniere obfervation qui concerne également les perfonnes âgées
de l'un & de l'autre fexe, c'eft que
comme il paroît peu d'humeurs dans
leurs maladies, la Médecine alté-
rative doit y être employée préférablement à la *purgative*. Cette remarque eft encore plus fenfible dans
les maladies des femmes, à caufe
des foupçons que doit avoir continuellement un Médecin, fur ce qu'il
pourroit y avoir d'*hyfterique*. Car
alors les *purgatifs* & les *irritans* doivent ceder aux *anodins*, aux *calmans*,
& à tout ce qui eft adouciffant.

Je crois avoir à préfent rempli
l'objet que je m'étois propofé tou-
chant les maladies ; mais j'avoue-
rai naturellement que ce n'eft qu'en
tremblant que j'ai touché une matiere auffi délicate que les maladies
des femmes groffes & des enfans :
un fameux Médecin Efpagnol difoit au fujet de ces maladies : *Duo*
funt quæ in Medicina maximè me habeant

anxium follicitumque, in quibus maximis
angustiis premor, difficultatibus scateo, &
ferè titubo, scilicet cùm gravidis & infan-
tibus medeor ; nam hi doloris situm, spe-
ciem vel quid aliud nesciunt explicare. *

* Epi-
phan. Fer-
dinandus
Hist. 13.

En effet, l'on comprend à travers
de combien de travaux & de difficultés il a fallu percer, pour parvenir à répandre quelque foible jour
fur les caufes & fur la cure de ces
maladies, fur-tout de celles des enfans, qui ne pouvant s'expliquer fur
l'efpéce du mal qu'ils reffentent,
mettent toujours le Médecin dans
l'obligation d'aller comme à tâtons.
Au refte je ne demande pas que l'on
prenne pour des loix, ou des déci-
fions, tout ce que je n'ai fait que
propofer par tout ce traité. Ce ne
font prefque que de fimples vûes
que je communique aux perfonnes
qui fe dévouent au fervice des Pauvres ; mon deffein eft feulement de
leur faciliter les fuccès de leurs
foins.

Je vais entrer avec la même fim-
plicité dans quelques détails fur les
remédes qui ont été indiqués ou in-
finués dans le corps de cet ouvrage.

Ce fera la *Pharmacie des Pauvres*, après cependant que j'aurai donné une *Chirurgie abrégée domeftique*, & aifée pour foulager les Pauvres dans leurs bleffures, & mille accidens aufquels les expofe la dureté de leurs profeffions. C'eft ainfi que je tâcherai de *remplir toute juftice* envers les Pauvres, en ne manquant, autant que je le pourrai à rien de ce qui regarde les fecours effentiels qui font dûs à cette portion du genre humain, fi chere à l'Eglife, & fi importante au Public.

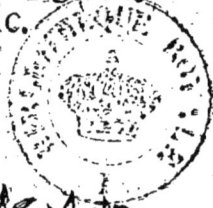

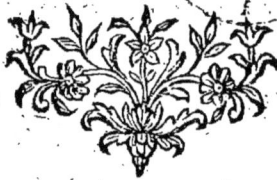

PEndant l'impreſſion de ce Volume, on a trouvé dans les papiers de *M.* Hecquet deux *Mémoires*, l'un de l'Ab- baye de la Trappe, & l'autre du Cou- vent de l'Ave Maria, *qui traitent l'un & l'autre de la façon d'apprêter les ali- mens maigres.* Comme il paroît par les reflexions que ce ſçavant *Médecin* a mi- ſes à la tête de ces *Mémoires*, que ſon deſſein étoit de les rendre publics, & même de les joindre à ſa *Médecine des Pauvres*, on a jugé à propos de les in- ſérer à la fin de ce *Volume*, afin de le terminer comme l'*Auteur* l'a commencé, c'eſt-à-dire, par une *Digreſſion* ſur le *Régime maigre.*

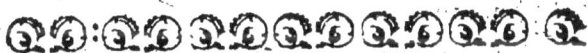

⊛⊛⊛⊛⊛⊛⊛⊛⊛⊛ ⊛

DIGRESSION SUR LE RE'GIME *Maigre.*

ON a vû dans mon Traité de la Médecine des Pauvres, qu'il en eſt des alimens comme des remé- des; les plus ſimples ſont préférables à ceux qui ſont compoſés. On ſçait que ces alimens ſimples ſont ceux que l'on tire des fruits, des herbes, des légumes, &c. C'est de ces alimens dont parloit le fameux Historien de la nature, lorsqu'il disoit des Pauvres, que le fonds de leurs repas étoit ce qu'il y avoit de plus efficace en fait de remédes : *Optima remedia pauperrimus quisque cœnat.* J'ai fait voir de quelle façon on devoit préparer les graines & les légumes pour en tirer une nourriture très-saine, l'apprêt n'en est pas difficile, & on ne peut qu'altérer leur bonté naturelle & les rendre malfaisantes, lorsqu'on se livre à ces apprêts recherchés qui sont autant d'obstacles que l'on oppose aux desseins que la nature s'est formés dans leurs productions.

J'ai pour garants du sentiment que j'ai embrassé sur le Régime maigre, les Médecins les plus fameux tant Anciens que Modernes : * Portius Médecin des Armées de l'Empereur, le recommandoit aux soldats, & ceux qui avoient assez de courage pour s'y astraindre, s'en trouvoient fort bien. Le sçavant * M. Cheyne l'a aussi très-fort re-

* *Portius de militis in castris sanitate tuendâ.*

* *Cheyne*

commandé aux perſonnes infirmes, *de infir-*
comme étant le moyen le plus ſim-*morum*
ple pour recouvrer leur ſanté. Ces *ſanitate.*
deux fameux Médecins ont fait cha-
cun un Traité très-curieux dans lequel ils propoſent les différentes manieres d'apprêter les alimens maigres tant en ſanté qu'en maladie.

Je vais communiquer ici deux
Mémoires qui m'ont été fournis depuis peu ſur la façon d'apprêter les
alimens maigres. Le premier m'a
été envoyé par le R. P. Infirmier de
la Trappe. Tout le monde ſçait que
depuis la Réforme établie par le fameux Abbé de Rancé , on fait toujours maigre dans cette ſainte Maiſon , & que cependant il eſt nombre de perſonnes parmi ces illuſtres
Pénitens , qui parviennent à une
heureuſe vieilleſſe ſans reſſentir dans
le courant de leur vie les infirmités
qui accablent ordinairement les gens
du monde , qui regardent l'uſage
habituel des alimens maigres comme contraire à la ſanté.

Ce ſeul Mémoire pourroit ſuffire
pour prouver que les alimens maigres ſont très-propres pour entre-

tenir la santé ; mais comme on pourroit m'objecter que les perfonnes
qui prennent la genereuſe réſolution
de s'enfermer à la Trappe, ſont des
tempéramens vigoureux que rien
n'incommode, j'ai jugé à propos
de conſulter à ce ſujet une Communauté de ſaintes Religieuſes, qui depuis longtems édifient l'Egliſe par
leur pénitence & leur ardente pieté :
ce ſont les Religieuſes de l'*Ave Maria*, ſi connues pour leurs auſtérités.
Ces ſaintes filles, malgré la foibleſſe
& les infirmités de leur ſexe, con-
ſervent leur ſanté, & la plûpart même ſe ſoutiennent juſqu'à un âge
très-avancé, par le ſeul uſage des
alimens maigres auſquels elles ſont
aſtraintes, de façon qu'elles ne ſont
jamais gras, même dans les maladies les plus critiques. C'eſt ce qui
fait que je me ſuis attaché au témoignage de cette illuſtre Communauté, préférablement à d'autres, qui
ſont à la vérité toujours maigre pendant qu'elles ſont en ſanté, mais
qui ſe permettent le gras lorſqu'elles ſont malades : telles ſont les Carmelites & nombre d'autres que je

pourrois citer. On fent bien que dans cette préférence je ne prétends pas condamner la petite indulgence qu'on a pour les malades dans la Maifon des Carmelites ; tout le monde connoît l'attachement & la vénération que j'ai pour cette fainte Maifon. Je ne propofe donc le témoignage des Religieufes de l'*Ave Maria*, que comme la preuve la plus forte que je puiffe apporter en faveur du maigre , parce que dans quelqu'état qu'elles fe trouvent, quelqu'accablées qu'elles foient , elles ne fe permettent jamais les alimens gras. Il en eft de même des Religieufes Capucines , dont la penitence & la mortification vont jufqu'à fe refufer tout ce qui eft aliment gras , même dans les cas de maladie. C'eft ce que l'on verra par ce qui m'a été communiqué de leur part fur la façon de faire les bouillons pour les malades. J'aurois pû joindre aux témoignages que je cite en faveur du maigre , le régime qu'obfervent les Chartreux ; il differe de celui des Religieux de la Trappe , en ce que ceux-ci dans les maladies considérables accordent aux malades des bouillons à la viande ; mais ces bouillons ne font composés que de bœuf & de mouton. Pour les Chartreux, ils font inviolablement attachés au maigre ; il est vrai qu'il est plus gracieusement apprêté qu'à l'Abbaye de la Trappe : mais aussi lorsqu'un Chartreux est malade, à quelque extrémité qu'il se trouve réduit, on ne lui accorde jamais aucun aliment gras, pas même la gelée de *corne de cerf*. On voit cependant très-souvent des Chartreux attaqués de maladies très-dangereuses, où dans le fort des opérations de Chirurgie les plus cruelles, soutenir avec zele l'état de pénitence auquel ils se font dévoués ; & on a vû souvent à la gloire de la *nature guériffante*, que la plûpart de ces saints Religieux ont souvent recouvré la santé en ne prenant que des bouillons d'herbes & de graines.

FORMULES

FORMULES, OU MANIERE
de préparer les alimens maigres dans la Maison de la Trappe.

Lorsqu'on fait des *portions* sans *lait*, *choux* ou *ratines*, on fait de la purée de pois un peu liquide, & lorsqu'elle bout, on y met du sel & un peu d'oignon haché avec quelques petites herbes, comme *persil, cerfeuil*, &c. Quand le tout a bouilli ensemble environ un quart d'heure, on met dans la marmite les choux & les racines que l'on fait cuire dans l'eau, après les avoir hachés auparavant. Il faut ensuite que la *portion* assaisonnée, bouille encore quelque peu de tems, après lequel il ne faut pas laisser du feu sous la marmite, mais seulement à côté, afin qu'elle bouille doucement, jusqu'à ce que l'on serve la Communauté; on peut y mettre un peu de vinaigre à proportion de la quantité des portions. Quand la purée est sur le feu, il faut la remuer avec un gros bâton en façon de spatule, jusqu'à ce qu'elle bouille, autrement elle s'attacheroit au fond de la marmite.

Pour les portions de *pois secs*,
lorfqu'ils font cuits, on en paffe
en purée environ un quart ou un
tiers; enfuite on y met du fel &
des oignons hachés avec de petites
herbes. On fait bouillir le tout enfemble environ une demie heure; on ôte le feu de deffous la
marmite; on en laiffe feulement
à côté pour faire bouillir la portion doucement. Dans les portions de pois fecs, lentilles ou haricots, on peut mettre un petit paquet de *marjolaine*, & un peu de
thin lié avec une fifelle, qu'on retire enfuite, quand il a refté quelque tems à bouillir avec la portion.

Pour les portions des *haricots*, on
les apprête comme les pois fecs,
avec cette différence qu'on n'en paffe point en purée, & qu'on les fait
cuire avec plus d'eau qu'on n'en met
dans les pois.

Pour les portions de *lentilles*,
lorfqu'elles font cuites, il faut les
mettre hors de la marmite dans un
bacquet, enfuite avec un peu de
purée claire & du bouillon du po-

tage ; on les affaisonne ; & pour
achever de faire la portion, il ne
faut remettre les *lentilles* dans la marmite, qu'après que la purée a bouilli un peu de tems. On peut y mettre
un peu d'ail bien haché si l'on veut.

Pour les autres portions qu'on
fait *sans lait*, comme les *choux* ou
racines, *carotes*, *navets* ou *panais*, on
les fait cuire dans l'eau ; quand
elles sont cuites, on les hache pour
les remettre dans la marmite ;
on acheve de faire cuire la portion
comme il est marqué ci-devant.
L'eau dans laquelle on a fait bouillir les choux ou racines, est bonne
pour le potage, excepté celle des
panais, qui a un goût trop fort &
qu'il faut jetter. Il faut même laiffer tremper les racines de *panais* long-
tems pour les adoucir.

Lorfqu'on a fait les portions trop
épaiffes, on peut les rendre plus li-
quides en y mettant un peu du bouillon du potage, qu'on paffe à travers une paffoire. Les portions fans
lait, quoiqu'en même quantité que
celles au lait, demandent un peu
plus de fel.

Pour les *potages* sans lait, quand
les herbes, *choux*, *navets* & autres
font cuits, il y faut mettre la purée à proportion que l'on veut le
bouillon clair, ou épais, avec le
sel, & le faire bouillir jusqu'à ce
qu'on trempe les potages. Quand
on a mis la purée pour les potages, il faut remuer le bouillon jufqu'à ce qu'il bouille, autrement il
s'attacheroit au fond de la marmite,
mais lorsqu'il bout il n'y a plus rien
à craindre.

Quand on peut mettre du lait
dans les potages dans les tems permis, c'est environ une cuillerée sur
cinq ou six d'eau ; mais si on met
le lait dans la marmite, il faut
que le sel soit diffout : ensuite on
met la purée, & le lait après, avant
que le tout bouille, autrement le
lait pourroit tourner ; & lorsqu'on
n'en a guère, il faut le mettre bouillir dans une petite marmite, & le
mettre sur les potages, en les servant
à la Communauté.

Il faut sur-tout dans les chaleurs
de l'été tenir le lait le plus fraîche-
ment que l'on peut, dans un petit

réfervoir où l'eau foit coulante, il ne faut pas le couvrir pendant qu'il conferve fa chaleur naturelle, mais feulement après qu'il n'en a plus.

Lorfqu'il arrive dans les chaleurs que le lait eft caillé fous la crême, il la faut prendre avec une petite écumoire, & laiffer le refte qui n'eft plus bon ni en portions ni en potage.

Lorfqu'on met le lait fur le feu pour faire les portions, il faut le faire bouillir le plûtôt que l'on peut avec du petit bois fec, & mettre en même tems que le lait un peu d'*oignon* bien haché, avec un peu de *perfil* ou de *cerfeuil*, & remuer le tout continuellement, jufqu'à ce qu'il bouille, & dans ce tems-là mettre un peu de farine fine délayée dans une petite marmite avec un peu de lait; lorfque le tout bout y mettre la portion, foit *racines* ou *choux*, qu'il faut avoir égoutés, ou hachés auparavant. Laiffer bouillir la portion très-peu de tems, enfuite ne plus laiffer de feu fous la marmite, mais feulement à côté, & la laiffer bouillir encore environ un

petit quart d'heure doucement ; enfuite n'y laiffer de feu que pour la
tenir chaude, jufqu'à ce que l'on fer-
ve la Communauté. Il n'y faut mettre le fel qu'un peu auparavant ce
tems-là ; car foit dans les portions
foit dans les potages au lait ; il ne
faut jamais mettre le fel lorfqu'il
bout.

Pour les portions d'*épinars* ou autres herbes, quand elles font cuites
il les faut mettre dans une corbeille, ou entre deux planches, les bien
preffer pour en faire fortir l'eau le
plus qu'on peut. Il faut auffi jetter
la premiere eau dans laquelle les
herbes ont bouilli, & en remettre
d'autres dans la marmite. Dans les
portions d'herbes ou épinars, on y
mét un peu d'*ozeille* paffée en purée
bien égoutée, qu'on met dans un
linge bien clair, il ne faut mettre
que très-peu d'eau pour les faire
cuire, & ne les mettre dans la marmite que lorfque la portion eft faite.

Pour les portions de *citrouille*,
il faut les faire cuire avec très-
peu d'eau ; lorfqu'elles font cuites
pour pouvoir les paffer en purée,

il faut les mettre dans une corbeille bien égoutée dans un linge
clair. Quand le lait bout pour faire
les portions, il faut comme à toutes les portions qu'on fait cuire dans
le lait, ôter le feu de deſſous la
marmite, y mettre les *citrouilles* avec
très-peu de *farine* délayée avec du
lait & un peu d'oignon bien haché, les laiſſer bouillir doucement
environ une demie heure, & y mettre le ſel un peu de tems avant de les
ſervir.

Pour les portions de *gruau*, *d'orge*
ou *avoine*, il faut le mettre avec le
lait froid dans la marmite, ſans
ceſſer de le remuer juſqu'à ce qu'il
bouille, & auſſitôt ôter le feu de
deſſous la marmite, & le mettre à
côté pour le faire bouillir doucement. Le *gruau d'avoine* doit bouillir
environ deux heures, & celui *d'orge*
trois.

Pour les portions de *ris*, il faut
le laver dans de l'eau bien chaude
deux ou trois fois dès le matin,
le mettre enſuite dans une terrine
ſur un peu de feu avec très peu d'eau,
& y en remettre un peu de tems

en tems, à mesure qu'elle se consume ; lorsque le lait bout, le mettre dans la marmite ; il faut le remuer de tems en tems avec une écumoire sans l'écraser, & y mettre le sel un peu avant qu'on le serve.

Pour les portions de *pois* & *lentilles*, il n'y faut mettre d'eau pour les faire cuire, qu'autant qu'il en est nécessaire ; car lorsqu'il y en a trop, elles ne cuisent point si-tôt, ni si bien, on met tremper les legumes dès le soir, suivant le terrain qui les a produit, ce que l'experience fait connoître.

Pour les portions de *betteraves*, lorsqu'on les fait cuire dans le lait, c'est comme les autres portions de racines. Quand on ne les mange pas avec le lait, on les fait cuire avec de la purée un peu claire. On y met un peu de vinaigre comme dans les autres legumes, lorsqu'on les mange sans lait. Il faut, si on le peut, faire cuire les betteraves au four, elles ne sont pas si bonnes, lorsqu'on les fait cuire dans l'eau.

Pour

Pour les *groſſes féves*, *haricots*, ou *pois verds*, lorſqu'ils ſont cuits, on les retire de la marmite pour les faire égouter dans une corbeille, ſans les preſſer, & lorſque le lait bout, on les remet dans la marmite, & l'on fait les portions comme les autres au lait.

Quand il arrive en Eté que le lait ſe caille, il faut prendre la crême avec une écumoire, le reſte n'eſt plus bon.

Pour les portions des *petites cardes*, dans la primeure lorſqu'elles ſont encore tendres, on y laiſſe les feuilles; mais quand elles ſont groſſes, on n'y met que le blanc, qu'on coupe par morceaux Quand on leur laiſſe leurs feuilles, il faut jetter la premiére eau; quand on n'y met que le blanc, il en faut laiſſer la moitié pour les potages.

Dans aucun tems de l'année on ne mange jamais de *beurre*, ni en portion, ni en potage, ſi ce n'eſt les infirmes. L'uſage de la *viande* n'eſt permis qu'aux Religieux qui ſont conſiderablement malades à l'Infirmerie, & toujours de groſſes

viandes bouillies & non roties. Ce
sont les termes du Mémoire que le
pieux *Frere Alexis*, très-digne Religieux de la *Trappe*, où il est Cuisi-
nier depuis quinze ans, sans inter-
ruption, a eu la charité de me
communiquer & dont je fais part
à la Médecine des Pauvres.

En ce dernier article consiste la
différence du régime maigre des
Chartreux d'avec celui des Religieux
de la *Trappe*. Car à ceux-ci, comme le porte le Mémoire qui vient
de leur Maison, l'on accorde de
la grosse viande bouillie quand les
Religieux sont bien malades & qu'ils
sont à l'Infirmerie. Mais il n'en est
pas de même parmi les Chartreux,
puisque jamais ils ne mangent de
viande ni rien de ce qui en vient,
quelque maladie que ce soit, & à
quelque extrêmité que ces maladies
les réduisent. Cependant sans aucun secours tiré de la viande, on
les voit guérir des maladies les plus
désesperées.

Ces sortes d'austérités passeroient
peut-être pour ne convenir qu'à
des hommes, parce que leurs corps

font, dit-on, plus forts, & leurs temperamens paſſent pour réſiſter davantage aux inconvénients de la vie. Mais l'on va voir par les témoignages de deux très-célébres Communautés de Religieuſes, que ni la foibleſſe de leur complexion, ni la délicateſſe attribuée à leur ſexe, n'empêche point que des filles même de la naiſſance la plus illuſtre, ne ſoient capables de ſoutenir les rigueurs de la plus étonnante auſtérité, ſans jamais goûter ni viande, ni bouillons qui en viennent.

MÉMOIRE DANS LEQUEL on traite de la façon d'apprêter les nourritures en maigre, dont on peut ſuſtenter les malades, & de l'heureux ſuccès des remédes qui leur ſont ordonnés par les Médecins, & qui ſont, ſi on oſe le dire, plus utiles que le gras, le Seigneur y répandant une bénédiction particuliére.

Ce ſont les propres termes qui ſont à la tête du Mémoire, ſigné, *Sœur Marie des Stigmates,* Infirmiére des pauvres filles de *l'Ave Maria,*

par la permiſſion de Madame l'Abbeſſe, & Superieure très-digne de
cette ſainte Maiſon. Ce Mémoire
étoit accompagné d'une lettre ſignée
Sœur de la Ste Trinité, Abbeſſe indi-
gne de l'Ave Maria de Paris. 19. Décembre, 1734.

PRemiérement. La nourriture ordinaire de nos malades, conſiſte en des potages & des œufs,
parmi leſquels il n'y en a preſque
jamais de frais. Le *potage* ordinaire ſe fait avec du *bouillon aux her-*
bes : voici comme on le fait. On
met dans une marmite qui tient
un ſeau & demi d'eau (que l'on
régle ſelon le nombre des malades) un quarteron & demi de beure, une poignée de ſel, un morceau de pain peſant un quarteron,
& à peu près un ſeau d'eau. On
fait bouillir le tout un demi quart
d'heure, après cela on jette dedans
une grande terrine d'herbes com-
poſée d'ozeille, de poirée & de
cerfeuil : quand la Providence nous
donne de la chicorée ou de la laitue, on la mèle avec, & le bouil-

lon en est bien meilleur. Quand
cela a bouilli deux bonnes heures,
on passe le tout dans une petite passoire de fer blanc : l'on presse bien
les herbes avec une cuillere de bois
pour en tirer le jus, & on verse ce
bouillon sur des soupes de pain tail-
lées bien minces. Quelques-unes
aiment mieux qu'il soit mitonné,
ce que l'on fait dans un pot de terre à trois piés ; il y en a de différentes grandeurs, pour en mettre
plusieurs ensemble, & quand il arrive que l'âcreté des herbes fait mal
aux malades, on mêle parmi le potage un peu de clair de purée de
pois, que l'on fait cuire pour le potage de la Communauté. Ce même
bouillon sert à celles qui ont pris
médecine ; l'on n'y met point de
purée comme aux potages.

Voila le bouillon pour les maladies ordinaires, telles que sont les
fievres, & pour les Religieuses qui
ont été saignées. Pour celles qui ne
peuvent point user d'un bouillon
aux herbes, soit à cause d'une dé-
bilitation d'estomac, ou d'un mal
de poitrine, l'on fait cuire de la

chicorée toute feule avec une mie de pain blanc, du beurre & du fel, ou de la laitue felon la faifon, avec un peu de clair de purée. On fait reduire le tout felon la quantité dont on a befoin ; on fuppofe que la chicorée ou laitue foit bien cuite. L'on peut en faire pour deux ou trois jours à la fois : cela fe rechauffe pour faire le potage, ou pour être pris en bouillon.

Pour celles qui n'aiment point les chofes fades, on peut faire bouillir avec cette chicorée, une poignée de cerfeuil lié en paquet avec un peu de clair de purée, que l'on fait cuire dans un poëlon avec du beurre & du fel. Quand cela a bouilli un quart d'heure, l'on ôte le paquet de cerfeuil, & l'on met à la place une croute de pain ou des foupes : on les fait mitonner dans ce même poëlon, ou bien on verfe ce bouillon tout chaud fur des foupes que l'on difpofe auparavant.

Quand les malades font bien mal, l'on peut faire du bouillon avec du *poiſſon*, comme du *brochet* avec de la *carpe*, des écreviſſes avec de la car-

pe, des tanches avec de la carpe.
Voici la maniére de le faire.

L'on coupe le poisson en petits
morceaux, que l'on fait cuire dans
un seau d'eau avec trois quarterons
de beurre, du sel, quatre oignons,
autant de poireau, un peu de poivre & de cloux de gerofle. Quand
le poisson est en charpie, on passe
le tout dans un torchon bien blanc,
& le bouillon dure quelquefois trois
ou quatre jours.

Quand on met les écrevisses avec
la carpe, il faut les piler tout en
vie dans un petit mortier. Car dans
un grand le jus se perdroit. On met
un quarteron d'écrevisses avec une
carpe. Comme dans notre Communauté il se trouve peu de personnes
qui n'aiment le goût de poisson ci-
dessus mentionné, nous avons trouvé une façon de faire du bouillon
avec ce poisson à peu de frais.

L'on prend une carpe avec un demi litron de lentilles, trois quarterons de beurre, six gros oignons,
trois petits poireaux, du cloux de
gerofle, du poivre & du sel. On met
le tout dans un seau d'eau & demi,

que l'on laisse réduire, jusqu'à ce que
le tout soit en charpie. Il est à remarquer qu'il faut mettre cuire les
lentilles avec tous les assaisonnemens, une demie heure avant que
de jetter la carpe dans le pot. Il faut
avoir soin d'écailler la carpe & de
là bien laver & en ôter l'amer. On
la coupe ensuite comme j'ai dit ci-
dessus par petits morceaux. Quand
le tout est cuit, il ne faut pas presser
ce bouillon là dans un torchon comme l'autre, parce que l'épais des
lentilles empêcheroit que cela se fît
bien. Il faut simplement le passer
dans la passoire de fer blanc, sans
le presser en aucune façon. L'on peut
faire avec ce bouillon de petits potages, de même qu'avec les autres
bouillons.

Quand il n'y a ni chicorée ni laitue qui puissent adoucir les herbes,
l'on peut mettre dans une grande
terrine d'herbes trois bonnes cuillerées à bouche de ris crud ; l'on jette
le tout dans un poëlon avec une
bonne mie de pain blanc, ou de la
croute de pain de gonesse avec le
beurre & le sel. Quand il est réduit

on le paſſe comme les autres, & ce bouillon eſt d'une bonne ſubſtance.

Quand le beurre eſt mauvais, ou que l'eſtomac ne le peut ſouffrir, on peut le mêler avec un peu de crême de lait, & le brouiller dans chaque potage qui auroit été cuit ſans beurre ; cela eſt aſſez bon.

Pour les malades en convaleſcence, qui ont beſoin de ſe fortifier, & qui ne peuvent manger, on leur fait une eſpéce de petite panade. L'on prend un petit pain de deux liards ou d'un ſol, ſuivant l'appétit de la malade, il doit être à la *Ségovie*, on le rompt en pluſieurs morceaux pour le mettre dans un poëlon, avec une quantité d'eau convenable, c'eſt-à-dire, à peu près une chopine d'eau, avec du beurre gros comme un œuf, deux cloux de gerofle, un peu de ſel & de poivre. Il faut faire réduire la panade à l'épaiſſeur qu'on la veut. On peut auſſi ajouter un jaune d'œuf bien délayé ; cela eſt doux, ſubſtantiel & nourriſſant.

Quand tous les bouillons dont on vient de faire l'explication ſont mal

à la poitrine , & que les malades
n'en peuvent ufer, nous faifons cette autre forte de bouillon que nous
nommons à la *poule*.

L'on prend un demi feptier d'eau,
que l'on met dans un poëlon avec
une cuillerée & demie de fucre , &
très-peu de fel , que l'on fait bouillir un feul bouillon , enfuite on le
verfe fur le champ dans une écuelle,
où l'on a difpofé auparavant un jaune d'œuf ; on le remue dans l'écuelle avec la méme cuillere à bouche
dont on s'eft fervi auparavant pour
délayer ce jaune d'œuf. Enfuite on
le remet dans le méme poëlon pour
le remettre un inftant fur le fen , &
on le remue toujours durant tout le
tems qu'il y demeure avec une autre cuillere à long manche , afin qu'il
fe lie & cuife ce jaune d'œuf qui
autrement fe *caillebotteroit* , ou fe gru-
meleroit. En un mot il faut toujours
le tourner comme quand on fait de
la bouillie , & en dernier reffort on
le remet dans la méme écuelle pour
le faire prendre bien chaud à la malade. Quand ce font des perfonnes
bien dégoutées , en remettant ce

bouillon dans l'écuelle, on tient deffus la petite paffoire, dont j'ai parlé, pour recevoir le peu de germe,
ou de blanc d'œuf qui feroit de-
meuré.

Il eft à remarquer, & c'eft une
chofe effentielle, que lorfque l'on
verfe cette eau bouillante dont j'ai
parlé fur ce jaune d'œuf, il faut le
faire bien doucement en remuant
toujours, autrement il *caillebotteroit.*
Ce bouillon fait des biens extrêmes
& eft très-nourriffant.

Nous faifons à nos Meres anciennes fur la fin de leur vie, une efpéce
de panade, quand elles ne peuvent
plus ufer d'aucune nourriture. En
voici la maniére. On prend la croute d'un pain de Chapitre. On la pi-
le bien en poudre, l'on en prend
deux cuillerées à bouche, que l'on
méle avec une bonne cuillerée de
fucre, deux bonnes pincées de canelle en poudre, & un peu de gerofle fi l'on veut. L'on fait bouillir
le tout dans un vaiffeau de terre
avec une chopine d'eau fur un re-
chaud, jufqu'à ce que cela devien-
ne épais en fe liant : enfuite on y

met en le délayant un jaune d'œuf
dedans. Quand cela eſt cuit & qu'on
l'a ôté de deſſus le feu, il y faut
mettre trois grains de ſel, & point
de canelle à celles qui y ont de la
repugnance.

Nous uſons preſque tout l'hyver
de bouillons aux choux dont on fait
de petits potages aux malades qui
prennent médecine ; ce jour là même elles en uſent. En voici la maniére : c'eſt en paſſant les choux
dans une paſſoire de fer blanc. L'on
uſe auſſi de bouillons aux navets ;
mais on ne s'en ſert point les jours
de Médecine.

Voici une autre ſorte de bouillons dont on fait ſeulement des potages que l'on appelle à la *biſque*.
L'on prend un petit chou, ſix navets, deux carottes, deux panais,
deux poireaux, quatre oignons,
avec du beurre, du poivre & du ſel.
Quand le tout eſt cuit & qu'il a un
bon goût, l'on paſſe tout ce bouillon, & on le met tout bouillant ſur
des ſoupes de pain, que l'on a diſ-
poſées auparavant dans des écuelles.
L'on en met auſſi ſur des croutes,

suivant l'appetit des malades : le goût de ce potage est agréable, l'on ne peut discerner ce qui y domine le plus ; on le donne aux malades qui peuvent user de nourriture solide.

L'on fait encore du potage à l'oignon. Après l'avoir bien épluché & coupé fort mince par petites rouelles en large, on le fricasse dans une poële avec le beurre convenable. Quand il est bien roux, en prenant garde qu'il ne se brûle ou noircisse ; l'on en prend une petite cuillerée que l'on met dans un petit pot ou poëlon avec de l'eau, du poivre & du sel. Quand il est cuit on passe l'oignon à celles qui ne l'aiment point, & après, tout bouillant, on le verse sur les soupes ou croutes pour être mitonnées selon l'appétit d'un chacun.

Celles qui ont de la repugnance à manger des œufs à la coque, qui sont souvent de mauvais œufs, en prennent le jaune pour mettre bien délayé dans leur potage, que l'on remet un moment sur le feu, en tournant toujours avec la cuillere de

peur qu'ils ne tournent ou qu'ils ne
le *caillebottent*

Pour les blancs de tous ces œufs
quand on en a une certaine quantité, on les fait cuire à part.

Quand nos malades font dans un
grand dégoût, pour leur donner de
l'appétit on leur fait de petits potages de cette façon. L'on prend une
poignée d'herbes des trois façons;
fçavoir, de l'ozeille, poirée &
cerfeuil, que l'on coupe bien me-
nues, après les avoir lavées, on les
fricaffe dans une poële avec un peu
de beurre, enfuite on les met dans
un poëlon avec un peu d'eau ou
davantage fuivant la quantité des
herbes, avec un peu de poivre, un
peu de fel & du clair de purée quand
on en a. Après que cela eft bien cuit,
on verfe ce bouillon fur des foupes, comme j'ai dit ci-deffus, & on
ne paffe point les herbes.

L'on fait quelquefois des potages
au lait comme tout le monde fçait,
en y ajoutant un jaune d'œuf.

L'on en fait encore à l'oignon &
au lait tout enfemble. L'on en fait
auffi au lait & à la citrouille que

l'on fait bien cuire auparavant, le
tout suivant la saison ; & c'est là
le ragout des malades, quand ils
sortent d'une grande maladie, &
qu'ils ont de la peine à reprendre
des forces, supposé cependant que
l'estomac soit bon ; on met ces
malades convalescents au ris à
l'eau : en voici la façon. On lave
deux cuillerées de ris que l'on met
dans un petit pot de terre à trois
piés, avec de l'eau, un petit morceau de beurre gros comme un œuf,
l'on fait cuire le tout à petit feu, on
le remplit d'eau plusieurs fois, &
on le retire souvent crainte qu'il ne
s'attache : il fortifie l'estomac &
nourrit. Tout le monde n'en peut
point user, mais on en fait l'essai,
& selon l'avis de Monsieur notre
Médecin, on en use une fois le
matin.

Pour changer de façon l'on met
encore dans un poëlon trois demi
septiers d'eau, gros comme un œuf
de beurre, du sel, du poivre, une
cuillerée de verjus ; quand cela a
bouilli un tems raisonnable, on y
jette des soupes de pain que l'on fait

un peu mitonner, & en le retirant
du feu, l'on y met un jaune d'œuf
en remuant toujours, cela l'adoucit comme du lait.

Dans tous les bouillons & potages ci-deſſus mentionnés pour nos
malades, on y peut couler des jaunes d'œufs à cauſe de la difficulté
que l'on trouve à avaler de mauvais œufs à la coque.

J'ai dit que la nourriture ordinaire de nos malades ſont des œufs &
des potages, quand les malades ſont
en état de manger, on met ces œufs
à toute ſauce, comme des œufs au
lait, brouillés à l'eau, pochés, au
pain, au miroir, tout le monde ſçait
comment cela ſe fait.

Quand la Providence envoie du
poiſſon aux malades, qui n'eſt pour
l'ordinaire que de la carpe, on en
fait une étuvée, ou on la fait rô-
tir ſur le gril, ou dans une petite lechefrite, ou frire dans la
poële.

Nous prenons en action de gra-
ces tout ce que la Providence nous
envoie, excepté le gras, car notre
vie dépendroit d'un bouillon à la
viande,

viande, que nous y renoncerions de grand cœur.

Signé. *Sœur Marie des Stigmates,* Infirmiére des pauvres filles de l'*Ave Maria.*

Et au-deſſous.

Tout ce qui eſt inſeré dans ce papier nous a été ordonné par M.rs nos Médecins en différens tems.

De notre pauvre Monaſtére de l'*Ave Maria de Paris,* ce 19. Septembre 1734.

Des alimens qui ſont ſi mépriſables aux yeux & au ſentiment du monde, & du vulgaire, ſervent à ſoutenir la vie non-ſeulement dans le corps humain en géneral, comme on l'a vû juſqu'à préſent, mais encore en particulier dans celui de filles délicates, à qui ces alimens ſuffiſent pour rétablir leur ſanté. Ce n'eſt pas que l'amour de la pénitence ne ſanctifie les pieux deſirs de tant de Stes filles, non-ſeulement de celles qui ont été ici nommées, mais encore d'une infinité d'autres qui édifient l'Eglise & la Religion par leurs austérités, sans user pendant leur vie d'autres nourritures que des maigres. Mais le singulier de ce régime qui étonne, à ne le suivre que dans la santé, se trouve comme on vient de le voir, en ce qu'il suffit pour la rétablir dans les maladies. Le témoignage d'une pieuse Supérieure Abbesse, encore très-célèbre pour l'austérité, met le comble à tout ce qui a été dit jusqu'ici. Le voici, c'est elle-même qui parle.

» Nous faisons nos bouillons pour
» nos malades avec une moitié de
» carpe frite, que l'on fait bouil-
» lir, & quand cela est passé l'on y
» met des herbes ou quelques na-
» vets. L'on fait trois bouillons sur
» cette moitié de carpe, ce n'est que
» pour les malades qui ne sont pas
» en état de manger. On leur donne
» quelquefois dans un peu d'eau un
» jaune d'œuf avec une pincée de su-
» cre ".

Signé. *Sœur Gerothée de S. Denis,* Abbesse des Religieuses *Capucines* de Paris, ce 11. Décembre 1734.

Ce n'eſt pas que l'on approuve abſolument parlant toutes ces ma-niéres de préparer ces alimens mai-gres pour des malades. Au contrai-re l'on auroit beaucoup à y refor-mer ſans toucher au fond de ce ré-gime; mais ce ſeroit répéter ce qui a été dit & détaillé dans la Méde-cine des Pauvres. S'en tenant donc pour le fond aux témoignages que l'on tient de tant de ſaints Religieux & ſaintes Religieuſes qui font mai-gre pendant leur vie, & pluſieurs même pendant leurs maladies, la démonſtration de ce que l'on s'eſt propoſé de prouver, eſt autant ſen-ſible que le font les choſes les plus naturelles. Reſte à conclure qu'il eſt très-ſûr pour le ſoutien de la vie des pauvres, de les nourrir d'a-limens maigres, non-ſeulement pendant le tems qu'ils font en ſanté languiſſans & menacés de maladie, mais encore dans les tems mêmes qu'ils ſeroient vraiment malades. D'ailleurs l'exécution de ce régime ne doit pas paroître plus difficile, ou plus embarraſſante pour le ſoutien des Pauvres d'une Paroiſſe, qu'il ne l'eſt

pour fournir à la ſubſiſtance de tant
de Stes Communautés, qui ſubſiſtent
depuis des ſiécles, & dans leſquelles on voit vieillir des Religieux &
des Religieuſes juſqu'à des âges dé-
crepits, avec cette circonſtance que
la raiſon ni le bon ſens n'en reçoivent aucune atteinte. Ainſi la preuve eſt complette en faveur du regime maigre. Non-ſeulement il eſt
ſuffiſant pour faire un bon ſang pour
le ſoutien de la vie du corps, il ſuffit encore pour fournir au cerveau
un *ſuc nerveux* très-louable, & *des
eſprits* ſuffiſamment pour tous les
nerfs qui compoſent le corps humain.

Fin du ſecond Tome.

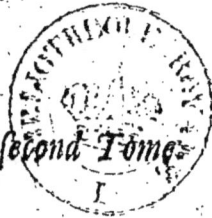

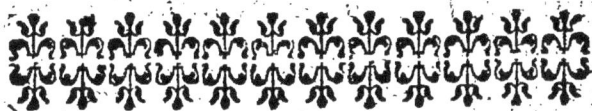

SOMMAIRE
DES ARTICLES
du Tome second.

SOMMAIRE

SOMMAIRE

F I

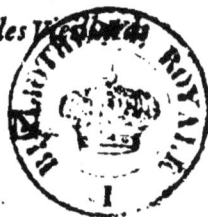

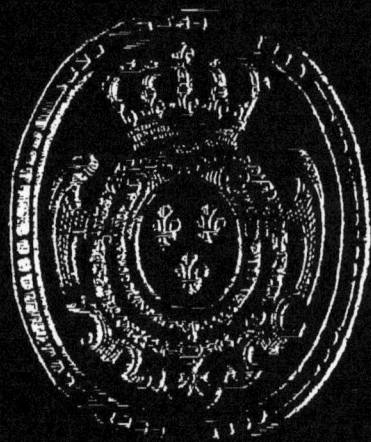